"十四五"国家重点出版物出版规划项目

国家临床医学研究协同创新战略联盟权威推荐

健康中国·疾病管理丛书

糖尿病

管理手册

主编 周智广 周后德

科学技术文献出版社

SCIENTIFIC AND TECHNICAL DOCUMENTATION PRESS

·北京·

图书在版编目（CIP）数据

糖尿病管理手册 / 周智广，周后德主编. —北京：科学技术文献出版社，2024.4
ISBN 978-7-5235-1172-5

Ⅰ. ①糖… Ⅱ. ①周… ②周… Ⅲ. ①糖尿病—防治—手册 Ⅳ. ① R587. 1-62

中国国家版本馆 CIP 数据核字（2024）第 049158 号

糖尿病管理手册

策划编辑: 蔡　霞　邓晓旭　责任编辑: 蔡　霞　责任校对: 王瑞瑞　责任出版: 张志平

出　版　者	科学技术文献出版社
地　　　址	北京市复兴路15号　邮编　100038
编　务　部	（010）58882938，58882087（传真）
发　行　部	（010）58882868，58882870（传真）
邮　购　部	（010）58882873
官　方　网　址	www.stdp.com.cn
发　行　者	科学技术文献出版社发行　全国各地新华书店经销
印　刷　者	北京地大彩印有限公司
版　　　次	2024 年 4 月第 1 版　2024 年 4 月第 1 次印刷
开　　　本	710×1000　1/16
字　　　数	166 千
印　　　张	15.25
书　　　号	ISBN 978-7-5235-1172-5
定　　　价	59.80元

健康中国·疾病管理丛书
编委会

名誉主编

赵玉沛

编　　委（按姓氏笔画排序）

马　丁	马长生	马良坤	王　刚	王小平	王拥军
王明贵	申昆玲	宁　光	乔　杰	刘志红	刘俊涛
杜奕奇	李　蓉	李兆申	李凌江	杨　帆	吴开春
佟仲生	张冬莹	张伟丽	张陈平	张澍田	陆　林
陈　旭	陈　彪	陈吉华	陈香美	范　利	林　红
周后德	周学东	周智广	郑劲平	赵继宗	郝希山
胡文杰	侯凡凡	施　红	奚　桓	高树庚	唐北沙
曹　丰	曹　彬	梁　敏	董建增	董碧蓉	蔡　军
樊代明					

编委会办公室

主　　任　张澍田

副 主 任　尤　红　孔媛媛

秘　　书　刘　茉　焦　月　王　沛

《糖尿病管理手册》
编委会

主　编　周智广　周后德

副主编　李　霞　刘石平　罗说明　徐　蓉

编　委（按姓氏笔画排序）

邓　超　邓玉君　向　荣　刘　芳　刘石平　李　娟

李　霞　李再昭　李佳宁　杨　琳　肖　扬　何斌斌

汪　惠　张晶晶　陈智鹰　武　超　范　黎　林　健

罗　青　罗说明　罗晨霜　周　曼　周后德　周智广

赵快乐　胡宇航　祝　旺　费冬雪　袁　娇　钱淑兰

徐　蓉　徐清香　唐　维　唐雨妹　章灵博　阎德文

超　晨　蒋坤芳　楚　丹

秘　书　邱　莉　谢志国

健康中国·疾病管理丛书
总序

　　健康是促进人的全面发展的必然要求，是人生命之所系，是全体人民的最大财富。一人健康是立身之本，人民健康是立国之基，对中国极具现实和长远意义。习近平总书记在全国卫生与健康大会上强调，没有全民健康，就没有全面小康，要把人民健康放在优先发展战略地位，努力全方位全周期保障人民健康。为积极应对当前突出健康问题，采取有效干预措施，进一步提高人民健康水平，中共中央、国务院制定《"健康中国 2030"规划纲要》，从"五位一体"总体布局和"四个全面"战略布局出发，对当前和今后一个时期更好保障人民健康做出了制度性安排。党的二十大再次强调推进健康中国建设，明确指出人民健康是民族昌盛和国家强盛的重要标志，把保障人民健康放在优先发展的战略位置。

　　习近平总书记在科学家座谈会上将"面向人民生命健康"列为科技工作的"四个面向"之一，为我国医学科技工作提供了根本遵循。历史和现实都充分证明，卫生健康事业发展必须依靠科技创新的引领和推动，保障人类健康离不开科学发展和技术创新。在中国科学院第十九次院士大会、中国工程院第十四次院士大会上，习近平总书记提出，中国要强盛、要复兴，就一定要大力发展科学技术，努力成为世界主要科学中心和创新高地。党的十八大以来，为推动医药卫生科技事业发展，我国着力完善国家创新体系，国家临床医学研究中心作为国家级科技创新基地形成系统布局，在集聚医学创新资源、优化组织模式等方面发挥了积极作用，是卫生与健康领域贯彻落实全国科技创新大会精神的重要举措，整体推进了我国医学科技发展、加快了医学科技成果临床转化和普及推广。

科技创新是科学普及的源头所在，科学普及是科技创新成果的最广泛转化，开展科普可极大推动科研的进步与创新。习近平总书记强调，"科技创新、科学普及是实现创新发展的两翼，要把科学普及放在与科技创新同等重要的位置"。健康中国战略提出，科学普及健康知识，提高全民健康素养水平，是提高居民自我健康管理能力和健康水平最根本、最经济、最有效的措施之一。

为进一步加强健康科普内容的开发与传播力度，提升民众健康素养，促进科技创新，由科技部、国家卫生健康委、中央军委后勤保障部和国家药监局等部门牵头，国家临床医学研究协同创新战略联盟秘书长单位（首都医科大学附属北京友谊医院）组织，联合各国家临床医学研究中心编写出版"健康中国·疾病管理"丛书。

丛书充分发挥各国家临床医学研究中心的特色及学科优势，由多名院士、院长及知名专家领衔编写，聚焦人民群众常见的健康及疾病问题，以常见病种为单位，独立成册。每本书深入浅出地从预防、诊断、治疗、康复和问答等 5 个方面介绍了疾病相关知识，使读者可以充分了解疾病，建立科学健康观念，做到疾病的早预防、早发现、早诊断、早治疗，改善疾病预后，延长健康寿命年，更好地享受健康幸福生活。丛书注重科学性、实用性及原创性，力争成为国家临床医学研究中心彰显前沿、科学、权威形象的重要窗口以及公众获取健康科普知识的有效渠道。

　　未来，各国家临床医学研究中心将不断编写分册，纳入更多疾病种类，使更多读者受益。希望相关机构可以紧追信息化时代潮流，利用移动端、电视、广播、互联网等平台，广泛促进"健康中国·疾病管理"丛书在学校、社区及农村的传播，多层次、多渠道地惠及广大公众，帮助其树立科学、先进的健康理念，掌握科学的健康方法和知识，推动健康科普知识的全民普及，共享科技发展成果。

　　丛书凝聚了各国家临床医学研究中心、各位专家学者和科技工作者的智慧、经验和汗水，借此机会向你们致以衷心的感谢和诚挚的敬意！站在中国发展进程的关键时期，我们迎来"十四五"规划的新征程。

"十四五"是我国开启全面建设社会主义现代化国家新征程的第一个五年，更是推动我国科技创新及卫生健康事业高质量发展的重要历史机遇期。希望医学科普工作立足前沿，坚持发展创新，为推动健康中国建设、实现中华民族伟大复兴的中国梦贡献更大的力量！

科技部社会发展科技司

2023 年 2 月

健康中国·疾病管理丛书
推荐序

2021 年 3 月，习近平总书记在福建省三明市调研时指出，健康是幸福生活最重要的指标，健康是 1，其他是后面的 0，没有 1，再多的 0 也没有意义。"健康是 1"彰显了中国共产党始终不变的"为中国人民谋幸福，为中华民族谋复兴"的初心使命，饱含着以习近平同志为核心的党中央"始终把人民生命安全和身体健康放在第一位"的深沉真挚的人民情怀。

为进一步科学普及健康知识，提高全民健康素养水平，由科技部、国家卫生健康委、中央军委后勤保障部和国家药监局等部门牵头，国家临床医学研究协同创新战略联盟秘书长单位（首都医科大学附属北京友谊医院）组织，联合各国家临床医学研究中心编写"健康中国·疾病管理"丛书。

丛书由各领域知名专家领衔编写，聚焦人民群众常见的健康问题，根据常见病种分类独立成册，充分发挥各国家临床医学研究中心的特色及学科优势，从预防、诊断、治疗、康复和问答等 5 个方面介绍疾病相关知识，使读者可以充分了解疾病，树立健康观念，做到早预防、早发现、早诊断、早治疗，为改善疾病预后、延长健康寿命年提供了重要参考。

丛书凝聚了各国家临床医学研究中心及各位专家学者的智慧、经验和汗水，在此向你们致以衷心的感谢和崇高的敬意！站在"两个一百年"的历史交汇点上，相信医学科技工作者能够立足前沿，坚持发展创新，为推动健康中国建设、实现中华民族伟大复兴的中国梦贡献智慧和力量！

　　　　　　　　　　　　　　　　中华医学会会长

　　　　　　　　　　　　　　　　中国科学院院士

　　　　　　　　　　　　　　　　北京协和医院名誉院长

　　　　　　　　　　　　　　　　　2023 年 2 月

前　言

　　糖尿病是重大慢性疾病，其发病率高，但知晓率和控制率低。据保守估计，我国目前有 1 亿多糖尿病患者，每年医疗支出近万亿元；同时，糖尿病前期的人群更多，每 3 个人中，就有 1 个人处于糖尿病前期，如不加以科学防治，这些人群极有可能发展成糖尿病，严重影响健康中国战略的实施。

　　就糖尿病的病因而言，除了特殊类型糖尿病外，大部分糖尿病是由环境因素与遗传因素共同作用导致的，尤其是 2 型糖尿病，环境因素（如不良生活方式）的占比更大，这也为合理预防与控制糖尿病提供了机会。只要我们养成合理、科学的生活习惯，主动掌握与实践健康相关的知识，就能更好地预防与控制糖尿病。

　　掌握糖尿病相关防控知识，是实现身心健康必不可少的一环。对许多慢性疾病而言，"三分靠动，七分靠养"，糖尿病亦是如此。糖尿病的生活方式干预措施包括合理健康饮食、科学适量运动，这是糖尿病患者，尤其是糖尿病前期人群的首选干预措施，也是所有药物治疗的前提条件；合理的干预措施能使糖尿病得到部分甚至完全缓解。而对于糖尿病的药物治疗，糖尿病患者依然存在许多误区，严重影响治疗效果；正确而细致的护理也非常重要，是改善糖尿病患者生活质量的重要手段。

　　因此，本书针对以上问题，编者通过浅显易懂的语言和一些生动的例子，来提高大家对糖尿病的认识，使他们掌握相关防控知识，养成良好的饮食与运动习惯，调整好患病后的心态，更积极主动地面对并战胜糖尿病！

　　由于时间仓促，若书中存在不足之处，敬请提出宝贵意见，再版时我们将修订完善。如果本书能对大家有所帮助，能为健康中国建设做出微薄的贡献，将是我们工作的最大动力。

2024 年 3 月

目　录 ········· CONTENTS

第十二章 儿童青少年与糖尿病.................185

第十三章 糖尿病护理.................201

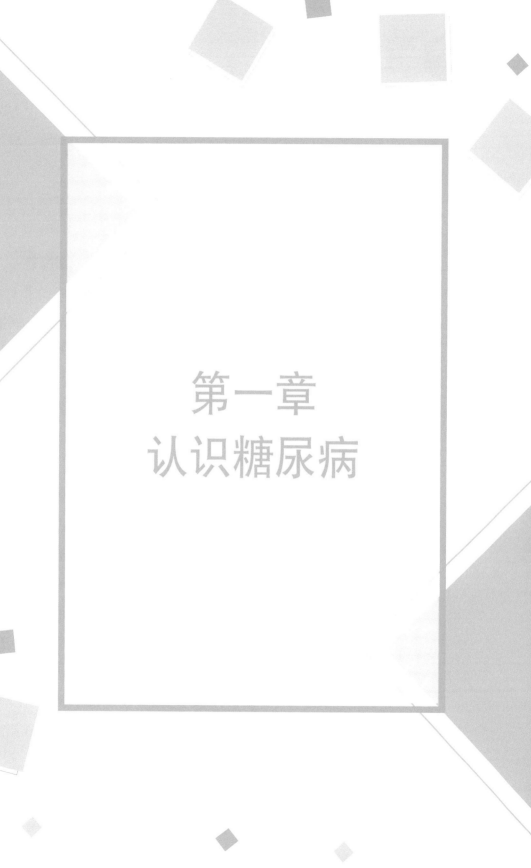

第一章
认识糖尿病

糖尿病，到底是身体哪里出了毛病？

最近，糖小叔被确诊为糖尿病，他觉得挺纳闷："什么，我得糖尿病了？我能吃能喝，也没有感觉哪里不好啊！怎么就得糖尿病了？糖尿病到底是身体哪里出了毛病？"

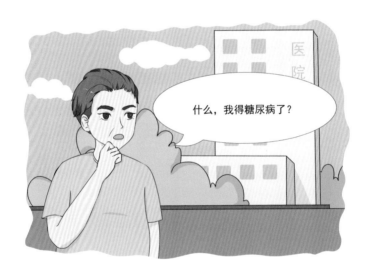

相信很多糖尿病患者都有同样的困惑，要回答这些问题，我们先要弄清楚以下几点。

▌糖尿病"典型症状"背后的真相

糖尿病的典型症状是"三多一少"，即多饮、多尿、多食、体重下降。但还要注意以下几点。

（1）典型症状不是必需症状

有很多糖尿病患者没有症状或症状不典型，往往是在体检或其他疾病检查时才发现血糖异常。这也就是为什么糖小叔没有感觉哪里不舒服，就被确诊为糖尿病了。还有的糖尿病患者只有糖尿病的 1 ～ 2 个症状，如感觉胃口比原来好一些或小便稍微多了。

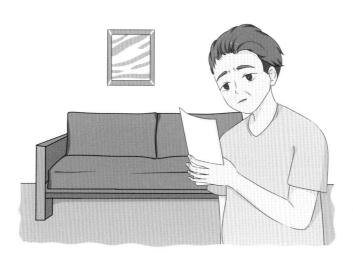

（2）非典型症状不可忽视

糖尿病除了可能有"三多一少"的典型症状外，还有反复泌尿系统感染、伤口不易愈合、视力下降、皮肤瘙痒等非典型症状。有的糖尿病患者因视物模糊到眼科就诊，结果被建议到内分泌科治疗糖尿病；有的患者做了外科手术，伤口久不愈合，才发现血糖高；有的患者甚至已经发生了很严重的并发症，才被诊断出糖尿病。因此，出现糖尿病的非典型症状时，也不能忽视了血糖的检测。

（3）典型症状不是特有症状

"三多一少"症状并非糖尿病特有，还有很多疾病，甚至身体正常时也会出现这些症状。因此，经常有人担心这段时间瘦了不少或者这段时间

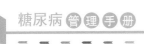
喝水特别多，是不是得糖尿病了？感觉异常当然可以去检查，但有时检查结果又都挺正常。

总之，大家不要被糖尿病的"典型症状"忽悠了，没有典型症状不一定就没有糖尿病，有典型症状也不一定就是糖尿病。糖尿病不能凭感觉走，尽早到正规医院检查是关键。

是胰岛素缺乏，还是胰岛素抵抗？

糖尿病的发生与胰岛素密切相关，是身体出现了胰岛素缺乏和（或）胰岛素抵抗。

（1）胰岛素缺乏

胰腺分泌胰岛素能力下降或根本不能分泌胰岛素，造成了人体内胰岛素的缺乏；而胰岛素是体内唯一能直接降血糖的激素，胰腺分泌的胰岛素少了，血糖就升高了。

（2）胰岛素抵抗

胰岛素作用的主要效应器官是骨骼肌、肝脏及脂肪组织等。当肥胖、缺乏运动、吸烟等导致这些组织器官对胰岛素的敏感性下降，就会产生胰岛素抵抗，使胰岛素不能正常发挥降糖作用，从而导致血液中葡萄糖浓度增高。

胰岛素抵抗在 2 型糖尿病的发生过程中起着重要作用，有很多糖尿病患者在早期检测胰岛功能时，发现胰腺分泌的胰岛素量并不少，有的甚至还比正常值高，但血糖同样也高，这主要是胰岛素抵抗惹的祸。当血糖不能降至正常时，胰腺可代偿性地分泌尽量多的胰岛素，但即使分泌很多的胰岛素，仍不能将血糖降至正常。最后，胰腺"累趴"了，就出现了胰岛素抵抗和胰岛素缺乏同时存在的状况。

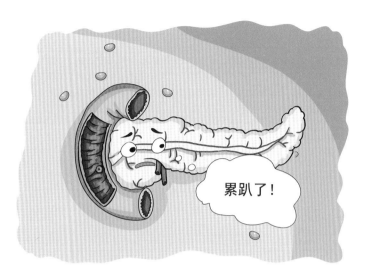

如果把胰岛素降血糖比喻成用钥匙打开一座大酒店的所有门，胰岛素好比是钥匙，降血糖是开门，要打开所有的门，除了每个房门都要有好的钥匙外，同时也要所有的锁没坏。钥匙数量少了是胰岛素缺乏，锁坏了是胰岛素抵抗。好的钥匙不够，即合格的胰岛素缺乏，自然就打不开门，即降不了血糖；当然，好钥匙虽然有，但锁坏了致其不能开门，就是胰岛素发挥不了作用，即胰岛素抵抗，当然也降不了血糖。因此，糖尿病就是身体内合格的胰岛素缺乏或者胰岛素在身体内发挥不了作用。

关于为什么自我感觉好好的却也得了糖尿病，糖尿病到底是身体哪里出了毛病，你明白了吗？

糖尿病也有"型"

小王年纪轻轻也不胖，体检却发现血糖高，这让他疑惑又担心，去医院看医生。医生对他说："糖尿病诊断是确定的，但还不能确定是哪一型，建议做进一步检查。"

既然都是血糖升高，降糖不就行了，为什么要给糖尿病分型呢？

分型有助于更精准地治疗糖尿病。虽然，不同类型糖尿病都是以血糖升高为主要表现，但很多时候糖尿病的分型不同，治疗方案也不一样。一般情况下，1 型糖尿病需要长期用胰岛素治疗，2 型糖尿病可优先考虑口服降糖药。请注意，是一般情况下！如果 2 型糖尿病患者在处于血糖过高、感染、应激、急性并发症、胰岛功能很差等特殊情况时，还得用胰岛素。

糖尿病有哪几型？

大家日常生活中听说最多的糖尿病是 2 型糖尿病，占 90% 以上；其次则是 1 型糖尿病。除了 1 型糖尿病和 2 型糖尿病外，还有妊娠糖尿病和一些特殊类型的糖尿病，如青少年的成年人起病型糖尿病、线粒体糖尿病、继发性糖尿病等。由于 1 型糖尿病和 2 型糖尿病占据了糖尿病患者的绝大多数，一般情况下，两者的治疗方法和临床表现等有较为明显的区别，也就成了临床上糖尿病分型的主要对象。而特殊类型糖尿病的分型复杂，必须去医院由专科医生诊断。

如何区分 1 型糖尿病和 2 型糖尿病？

首先，病因不同是两者之间存在区别的根本原因。正常人体调节血糖，依赖由胰岛 β 细胞分泌的体内降血糖激素——胰岛素。胰岛素通过作用于身体的组织器官和细胞来发挥降糖作用。1 型糖尿病可以简单理解为，产生胰岛素的 β 细胞受到自身免疫攻击或其他不明原因而减少，或者功能下降，从而不能产生足够的甚至完全不能产生胰岛素。2 型糖尿病往往是因为体内的组织器官和细胞对胰岛素的反应不灵敏，不能充分发挥胰岛素的作用，而需要产生过多的胰岛素来补充，随着时间推移，胰岛 β 细胞因为需要产生过多的胰岛素，日积月累过度劳累而使自身损坏，导致胰岛素的产生逐渐减少，最终也有可能到达不能分泌胰岛素的地步。所以，区分是 1 型糖尿病还是 2 型糖尿病，必须通过检测体内的胰岛素或者从胰岛素原上切割下来的 C 肽水平进行判断，初发期就确定是胰岛素分泌绝对减少还是胰岛素抵抗。

除了病因不同，判断是 1 型糖尿病还是 2 型糖尿病，还可以从年龄、体型、症状及对胰岛素的依赖程度来辅助区分。

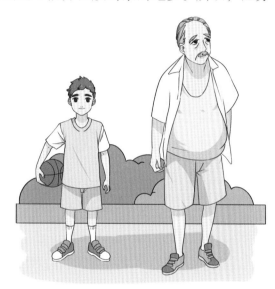

1 型糖尿病　　　　2 型糖尿病

	1 型糖尿病	2 型糖尿病
年龄	多发生于儿童或者青少年	多发生在 30 岁以上人群
体型	一般正常或者偏瘦 偶尔有超重或肥胖，但关系不大	常伴有超重或肥胖，尤其大腹便便 有时也会因长时间营养不良而偏瘦
症状	常有"三多一少"的表现 （多饮、多食、多尿和体重减轻）	"三多一少"不明显
治疗	依赖胰岛素治疗	不一定使用胰岛素，开始常用口服药

除了以上线索，往往还需要通过检查血液里相关自身抗体，必要时还需要进行基因检测。

▌ 开始是2型糖尿病，后面又变成1型糖尿病，难道糖尿病还会"变型"？

糖尿病分型一旦确定，通常不会再更改，也就是说1型糖尿病不会变成2型糖尿病。但在现实生活中，有时会遇到这种情况，最初被诊断是2型糖尿病，在做了一些检查后又被告知是1型糖尿病，这主要是因为有时候不同类型糖尿病的区别不明显，不容易分清楚。如成人隐匿性自身免疫性糖尿病这一特殊类型的1型糖尿病，就很容易被当作2型糖尿病。1型糖尿病、2型糖尿病看上去简单，临床上还真是会有难以判断的时候，就像前面举的例子一样。

虽然，糖尿病分型有时会很难，但通过系统的检查，就有可能让"有型"的糖尿病无处遁形。

高血糖＝糖尿病？

随着糖尿病发病率增高，人们对糖尿病重视程度不断增加。很多人像下面这位王阿姨一样，想通过测血糖来判断是否有糖尿病。那究竟王阿姨这个血糖值偏高是不是代表有糖尿病呢？要确定王阿姨是不是有糖尿病，需要先弄清楚以下几点。

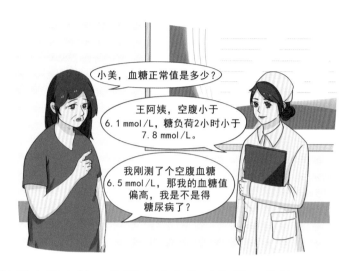

如果测的是空腹血糖，先要确认空腹时间是否足够

空腹是指至少 8 小时以上未进食热量。有很多人把午餐前、晚餐前的血糖当作空腹血糖；有的人凌晨两三点吃的夜宵，七点就测空腹血糖，这都是不正确的。

检测是否为静脉血浆葡萄糖

诊断糖尿病一般需要抽取静脉血检验血糖，必要时需要做口服葡萄糖耐量试验，尤其在血糖值与诊断标准比较接近时更应如此。快速血糖仪检测结果干扰因素多，多用作评估血糖控制好坏及治疗方案调整依据，通常不建议用快速血糖仪检测结果来诊断糖尿病。

血糖值高到什么水平才是糖尿病

如果血糖只是偏高，需要做口服葡萄糖耐量试验来判断是否是糖尿病。另外，血糖值除了正常和糖尿病两种状态以外，还有空腹血糖受损和（或）糖耐量异常，后两者统称为糖尿病前期。虽然糖尿病前期状态发展成糖尿病的风险增加，但不属于糖尿病。在糖尿病前期进行积极干预，可以转变为正常。具体糖代谢状态分类见表 1–1。

表 1-1　糖代谢状态分类（世界卫生组织，1999）

糖代谢分类	静脉血浆葡萄糖（mmol/L）	
	空腹血糖	葡萄糖耐量试验 2 小时血糖
正常血糖	< 6.1	< 7.8
空腹血糖受损	≥ 6.1，< 7.0	< 7.8
糖耐量异常	< 7.0	≥ 7.8，< 11.1
糖尿病	≥ 7.0	≥ 11.1

是否有糖尿病症状

如果没有糖尿病"三多一少"典型症状的一项或多项，不能单凭一次口服葡萄糖耐量试验结果异常就诊断为糖尿病，需要改日复查后判断。

是否为应激性的血糖增高

如果原来没有糖尿病，在某些应激情况下出现暂时性的血糖增高，这种情况须在应激状况消除后重新复查，再确定是否有糖尿病。常见应激状况有发热、感染、大出血、创伤、手术、麻醉、昏迷等。

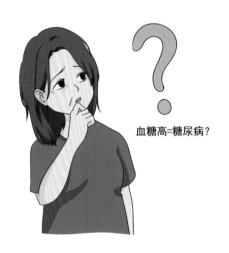

血糖高=糖尿病？

因此，王阿姨是否有糖尿病，建议最好能到医院做口服葡萄糖耐量试验来确定。血糖高时莫慌张，高血糖≠糖尿病！

另外，有的朋友很纠结自己有没有糖尿病，认为有糖尿病才需要重视。郑重提醒：血糖偏高，暂时没达到糖尿病诊断标准，也需要尽早采取生活方式干预，必要时还需要药物治疗。同样，当前单次检查结果血糖值正常，也并不意味着就一定没有糖尿病。

容易患糖尿病的几大原因，你中招了吗？

李女士，52岁，某公司办公室职员，体型偏胖。体检时发现血糖高被诊断为2型糖尿病。李女士很疑惑，家中没人得糖尿病，自己怎么会得呢？

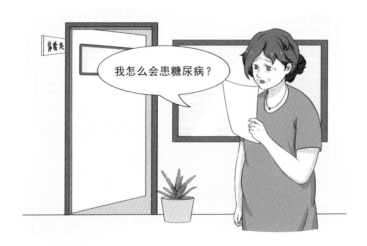

你是不是也和李女士有一样的疑问？

好好的怎么就患糖尿病了？到底哪些人容易患糖尿病？

首先，我们来看2型糖尿病的高危因素，对比一下，你是不是糖尿病高风险人群之一呢？

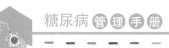

▎年龄≥ 40 岁

▎有血糖调节受损的情况发生

血糖调节受损：空腹血糖在 6.1 ～ 7.0 mmol/L，但葡萄糖耐量试验 2 小时血糖＜ 7.8 mmol/L。

▎超重或肥胖（尤其是中心性肥胖）

通常用体重指数（BMI）、腰围、臀围、腰臀比来衡量：BMI ≥ 24 kg/m², 属于超重；BMI ≥ 28 kg/m², 属于肥胖。中心性肥胖：男性腰围≥ 90 cm，女性腰围≥ 85 cm 和（或）男性腰臀比＞ 1.0，女性腰臀比＞ 0.9。

▎静坐生活方式

▎一级家属（父母、兄弟姐妹、子女）中有糖尿病家族史

▎有巨大儿（出生体重≥ 4 kg）生产史或有妊娠糖尿病病史

▎高血压或正在接受降压药物治疗

高血压：收缩压≥ 140 mmHg 和（或）舒张压≥ 90 mmHg。

▎血脂异常或正在接受调脂治疗

高密度脂蛋白胆固醇（HDL-C）≤ 0.91 mmol/L 和（或）甘油三酯（TG）≥ 2.22 mmol/L。

▎有动脉粥样硬化性心血管疾病

▎长期使用抗精神病药物、抗抑郁类药物、类固醇类激素等

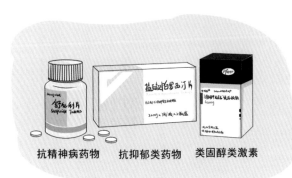

抗精神病药物　　抗抑郁类药物　　类固醇类激素

▌患某些内分泌疾病，如多囊卵巢综合征

以上因素只需要符合任意一个，就属于糖尿病高危人群。

其中，血糖调节受损史及中心性肥胖是 2 型糖尿病最重要的高危因素，将来这部分人群发展成 2 型糖尿病的风险很高。

当然，如果你恰好是高危人群千万不要急，及时咨询专业医生，做到早预防、早发现、早诊断、早治疗。

综上所述，李女士为什么会患糖尿病？糖尿病高危因素，她符合好几条：52 岁、静坐时间长、体型偏胖。高危因素越多，患糖尿病风险越高。如果可以，赶紧远离那些高危因素吧！

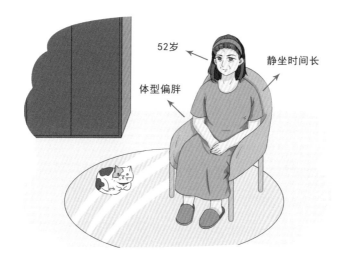

别说糖尿病离你远，也许它就在你身边

随着经济的发展，人们生活水平的提高，糖尿病发病率也在逐年上升，糖尿病已成为严重危害人类健康的第三大疾病。

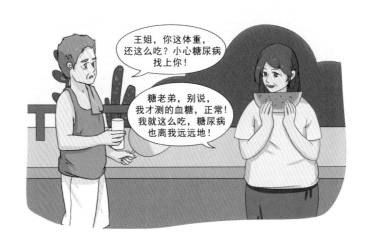

半年后

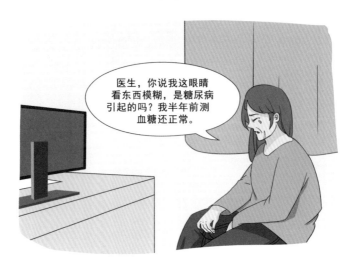

然而，有不少人，尤其是像王大妈这样的糖尿病高危人群，总认为自己离糖尿病还很远。其实，不只是王大妈，糖尿病离大家都挺近！为什么这么说呢？

糖尿病发病率高

国际糖尿病联盟在 2019 年第 9 版《全球糖尿病地图》中指出，中国成年人糖尿病患病率为 11.2%，也就是说，每 10 个成年人中至少有 1 个糖尿病患者。而且，我国老龄人口、肥胖人群比例不断增高，糖尿病患病风险是随年龄、体重指数等增加而上升的。更为严峻的是，遗传也是糖尿病患病风险的重要影响因素，随着糖尿病发病率的增加，很多父母都患上了 2 型糖尿病，这种情况下，其子代患病风险最高可达 50%。

据统计，每10个成年人中，至少有1个糖尿病患者。

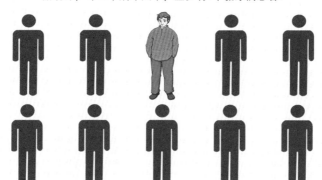

未确诊的糖尿病人数多

我国未确诊糖尿病人数居全球首位，预计达 6130 万人，有近一半糖尿病患者不知道自己有糖尿病，多是未筛查或未规范筛查糖尿病所致。像王大妈，只测了个空腹或随机血糖，就判断自己没有糖尿病。以单纯一次空腹血糖来判断有无糖尿病，有一半以上患者会漏诊。

糖尿病前期人口多

糖尿病前期是指血糖出现升高，但还没有达到糖尿病的诊断标准，分为空腹血糖受损和（或）糖耐量异常。在 2010 年的调查中，我国成年人中糖尿病前期人群占 50.1%，也就是说每 2 个成年人中就有 1 个是糖尿病的"后备军"。如在糖尿病前期不积极采取防范措施，5 年内近 67% 的人可转变为糖尿病患者。

妊娠糖尿病患病人数也不少

据估算，目前全球有 16.2% 妊娠期妇女出现血糖高，其中有 80% 以上是妊娠糖尿病患者。在我国，育龄妇女生育年龄延迟及二孩、三孩政策的开放，都是妊娠糖尿病高发的重要影响因素。妊娠糖尿病患者本人及其子女将来发展成糖尿病的风险均会增加。

看到这些数据，你还会觉得糖尿病离你远吗？尤其是对于肥胖、高血压、高血脂、有糖尿病家族史的这些高危人群来说，糖尿病离你并不远，其实它可能就在你身边！

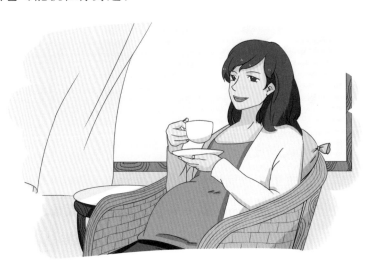

第二章
预防糖尿病

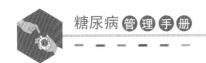
不在"糖"朝做"贵妃"——肥胖对糖尿病的影响

经常听到身材比较"丰满"的人说:"如果穿越到唐朝,我也是美女一枚!"她的自信缘于民间传说唐朝以胖为美。而回到现代,这样的身材可能提示已经被糖尿病悄悄地盯上。

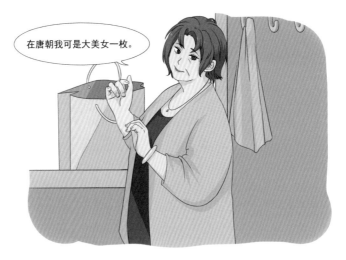

在唐朝我可是大美女一枚。

近年来,我国糖尿病的患病总人数不断攀升,现已高居世界第一,其中 2 型糖尿病患者约占 90%。而绝大多数 2 型糖尿病的患病原因,与后天不良生活习惯导致的肥胖有关。肥胖已成为 2 型糖尿病的独立危险因素。有研究发现,中心性(腹型)肥胖的时间越长,患糖尿病的概率就越大。

肥胖究竟是怎样影响血糖的呢?

肥胖人群体内的脂肪因子对诱发和加重胰岛素抵抗起着重要作用，而胰岛素抵抗是 2 型糖尿病患者早期血糖升高的主要原因，约 90% 的 2 型糖尿病患者早期存在胰岛素抵抗。肥胖人群患 2 型糖尿病的风险是正常人群的 5.81 倍。

肥胖跟糖尿病关系密切，想一下子甩掉长期堆积起来的肥肉难如登天。节食、吃减肥药、疯狂健身等方式都能在短时间内取得一定的成效，但往往很难坚持、易反弹、存在身体其他脏器损伤的风险。如果你还没有下定决心真正改变生活方式，每餐都吃得过饱，你将永远无法彻底战胜肥胖。

因此，不断鼓励和改变生活方式是控制体重的关键，更是糖尿病前期预防的重中之重。

▌ 对于自己的胃，别饿着也别撑着

饥饿减肥难以持久。因为人体在饥饿的时候会分泌一种"饥饿激素"，刺激大脑对食物产生格外的"好感"，提高我们对食物的注意力，进而导致饥饿后的过量饮食，而使暂时下降的体重反弹。因此，饮食一定要规律，每 3 ～ 4 小时进餐 1 次，每次都要适量，细嚼慢咽（每口食物咀嚼 10 次以上再咽，每顿进餐时间 ≥ 15 分钟），给大脑感受到胃"吃"饱并发出指令的时间。两餐之间可选用低热量的水果加餐。

▌ 调节饮食结构，吃好优于吃饱

大多数的胖子都有偏食的习惯，吃很多喜欢吃的东西，不碰不喜欢吃的东西，这样会导致营养不均衡，要么营养不良，要么营养过剩。中国营养学泰斗、首席营养保健专家曾煦媛强调配餐的秘诀，把"每周吃够 25 种食物"放在首位，充分强调了食物种类多样性的重要作用。

▎改变"葛优躺"的生活模式，迈开腿动起来

进行每天 ≥ 30 分钟、每周 ≥ 150 分钟中等强度的运动。选择一种自己喜欢并且能够做到的运动，根据每天的工作时间制订计划。循序渐进，持之以恒。

▎改变长期熬夜的习惯，还你一个规律的生物钟

熬夜免不了夜宵，长期进食高热量不营养的夜宵，不仅大大加重了体内消化系统的负担，还会导致增肥现象。除医务工作者等不可避免的夜间工作需要，快停下打游戏、刷视频等不良熬夜习惯，还身体一个安静的夜晚。

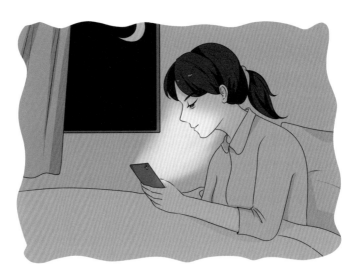

▎选择一个志同道合的伙伴，建立一定的奖励机制，携手走得更远

减脂、减肥路上有伴相随，建立互相提醒、互相监督甚至互相竞争的运动与生活方式干预模式，对于控制较好、能坚持如一的伙伴给予适当奖励，则能使自己的减肥坚持下去。

总之，减肥之路千万条，健康安全第一条。减肥之路任重而道远，

切不可急于一时，剑走偏锋。理性控制体重，改变不良生活方式，不在"糖"朝做"贵妃"。

吃药可以预防糖尿病吗？

控制糖尿病，重在预防！生活方式干预是预防糖尿病的最重要手段。除了生活方式以外，还有其他办法吗？答案是肯定的，药物也可以预防糖尿病。研究表明，二甲双胍、阿卡波糖等药物可以明显降低糖尿病前期人群发生糖尿病的风险。但所有用药须在医生指导下方可使用。

关于药物预防糖尿病，大家可能都还不是太了解，接下来，就让我们一起聊聊相关话题。

哪些人可选择药物预防？

吃药可以预防糖尿病，但并不是所有人都需要通过吃药来预防。建议糖尿病前期人群在经过 6 个月以上强化生活方式干预，血糖仍控制不佳且合并有其他危险因素，方可考虑药物预防。这里的其他危险因素主要包括：超重或肥胖、高血压、血脂异常、糖尿病家族史、心血管疾病家族史、妊娠糖尿病病史、长期久坐等生活方式。

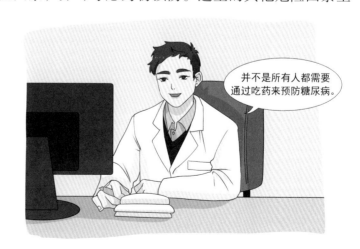

并不是所有人都需要通过吃药来预防糖尿病。

▍吃药对身体有害吗？

"是药三分毒"，吃药可能损害肝肾功能，应该是大家最关注的问题。很多时候，我们过度关注药物的不良反应，忽略了疾病对机体的影响，需要用药而不用，疾病的危害更大。这就是药物预防需要接受专业的医生指导的原因：选择正确的人群与时机，规范用药，将药物的危害降至最小。

▍吃降糖药预防糖尿病会不会引起低血糖？

有人会问，我本来血糖就只是偏高一点儿，降糖药最主要的不良反应是低血糖，我吃了这个药以后，会不会发生低血糖？二甲双胍、阿卡波糖等常用的预防糖尿病的药物，在医生指导下单独使用一般不会发生低血糖。

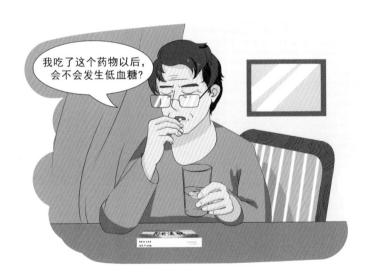

▍是不是吃药就可以踩住糖尿病的刹车，一劳永逸了？

没有一劳永逸的预防糖尿病的方法，生活方式干预仍然是首选且最重要的措施。糖尿病前期人群，不管是否采用药物治疗，还是生活方式的

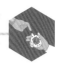

干预永远都需要长期坚持。

▌ 药要一直吃吗？

药物干预一般需连续 12 个月。糖尿病前期的转归有 3 种：进展为 2 型糖尿病、维持糖尿病前期状态或血糖恢复正常水平。服药后每年至少进行一次口服葡萄糖耐量试验检查，部分人血糖可以恢复正常，可以根据相应的情况适时调整药物剂量或停药。

如果你控制饮食、坚持运动已经落实得很好，血糖仍控制不好，也别太急，记得早找医生帮忙，并根据医生意见适当使用降糖药物。

糖尿病预防，一定要趁早

近些天，糖大爷家在召开年终总结大会，我们一起来听听他们到底都说了些啥？

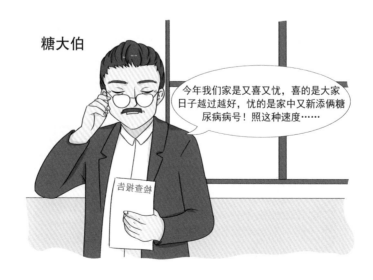

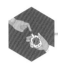
糖大妈

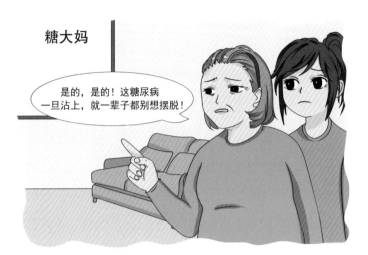

是的，是的！这糖尿病
一旦沾上，就一辈子都别想摆脱！

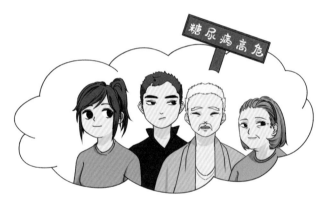

糖大爷

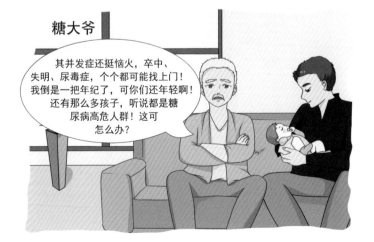

其并发症还挺恼火，卒中、
失明、尿毒症，个个都可能找上门！
我倒是一把年纪了，可你们还年轻啊！
还有那么多孩子，听说都是糖
尿病高危人群！这可
怎么办？

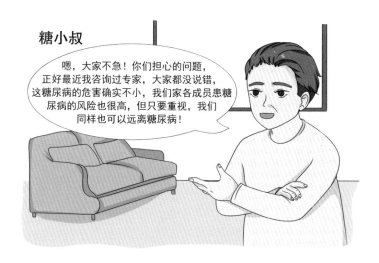

糖小叔

嗯，大家不急！你们担心的问题，正好最近我咨询过专家，大家都没说错，这糖尿病的危害确实不小，我们家各成员患糖尿病的风险也很高，但只要重视，我们同样也可以远离糖尿病！

怎样才能不发生糖尿病？这里我们总结出了"三早"。

早学习，学习糖尿病预防的知识

糖尿病的发生与遗传、环境等因素密切相关，遗传无法改变，但有些环境因素还是可以改变的。我们很多人一直都有一种错误观点：能吃就是福，胖点更健康！在这种观点的影响下，糖大爷家中就出了好几个糖尿病患者。从现在开始，我们就要学会健康生活，做到管住嘴、迈开腿、控制体重、少盐、禁烟限酒、放松心情。坚持健康生活方式，降低糖尿病发病风险。

早筛查，早发现糖尿病前期人群

糖尿病前期，是处于正常和糖尿病之间的一种中间过渡状态。在这个时期，退可正常，进则贴上了糖尿病的标签，这个标签一旦贴上，要取下来可就难了。因此，要早筛查，抓住糖尿病前期，及早采取有效干预措施，变回正常。不要等糖尿病粘上身，才想到预防糖尿病。建议大家都尽早去医院做一做糖尿病筛查，发现异常就早干预、早治疗。

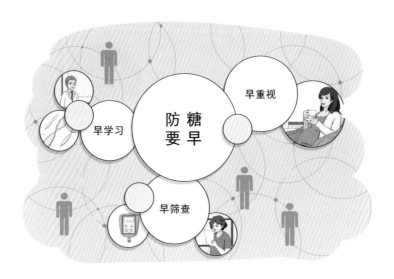

早重视，预防糖尿病从孕妈妈开始

　　家中正在备孕的女性需要注意了，现在妊娠糖尿病可不少，约每 6 个孕妈妈中就有 1 个是"糖妈妈"。它不仅影响妈妈和胎儿的健康，而且妈妈及孩子将来发生糖尿病的风险也大大增加。如果不想让你的孩子输在起跑线上，预防糖尿病，从孕妈妈就要开始。首先，孕妈妈适当控制体重；其次，孕妈妈及时筛查妊娠糖尿病。为了孩子健康，准妈妈们，预防糖尿病，从现在开始！

　　总之，预防糖尿病，一定要趁早！家里已经有糖尿病的也别泄气，只要早重视、早规范治疗，效果也很好。我们齐心协力，共同战胜糖尿病！

关注孕期营养，远离妊娠糖尿病

作为新晋孕妈妈，美小胖每天都接受这种思想熏陶：多吃些，崽胖才好带！吃这么少，崽崽怎么有营养？在全家的精心呵护下，美小胖体重增长，很快突破肥胖大关。

孕期体检，医生警告："控制饮食，小心妊娠糖尿病！"提到糖尿病，美小胖当场就蒙了，孕妈群就有人因此而流产！

像美小胖这样，担心宝宝营养不够，补过头的孕妈妈确实不少。事实上，当前孕期营养最主要的问题不是营养不够，而是营养过剩、微量元素不足，这也是妊娠糖尿病的最大帮凶。

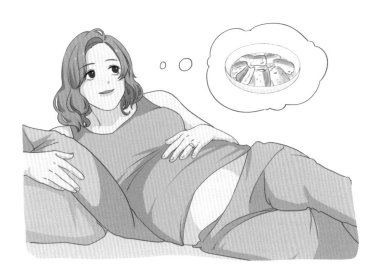

▌解决孕期营养问题，远离妊娠糖尿病，孕妈们该怎么吃？

首先，吃多少？进食量不是一成不变的，而是个动态的调整过程。

（1）根据孕期安排

孕早期（妊娠前12周）与孕前相同，孕中晚期（妊娠第13周至临产）稍调整，增加约1/5。

（2）根据体重调整

孕期体重增加范围：孕早期0.5～2.0 kg/周，孕中晚期不超过0.5 kg/周。孕前越瘦，孕期体重可上升的空间越大，反之亦然。体重上升过快或过慢，都需要及时增加或减少饮食总量。

体重是评估饮食总量是否合适的重要指标，超重或肥胖是妊娠糖尿病的高危因素。孕前先调整饮食，将体重控制正常再妊娠更合适。

孕期能吃多少，看体重走，体重在正常范围，营养过剩问题也就解决了。

▌孕期营养关乎宝宝健康，营养要全面

其次，吃什么？怎样做到营养全面？天天鸡鸭鱼肉对吗？孕妈妈大鱼大肉，食物品种单一，带来的不只是营养过剩，同时微量元素也缺乏。不同食物含的营养物质、微量元素不同。孕妈们需要摄入品种丰富、颜色多样的食物，建议如下。

每餐至少4～5种，每天至少12种，每周至少25种食物。每天红、黄、绿、黑、白、紫各色食物都有。谷薯、蔬果、鱼禽肉蛋奶豆样样全。

各类食物一日占比：①谷薯类200～400 g；②蔬菜300～500 g，深色蔬菜占50%；③新鲜水果200～350 g；④鱼禽肉120～200 g；⑤液态奶300 g。

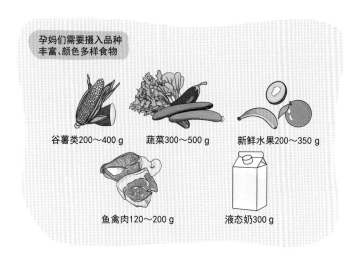

谷薯类200～400 g　蔬菜300～500 g　新鲜水果200～350 g

鱼禽肉120～200 g　液态奶300 g

一日食谱举例

早餐：玉米（50～100 g）+豆浆1杯+馒头（50～100 g）+鸡蛋1个。

加餐：苹果100～200 g。

中餐：白米杂粮饭（75～100 g）+青豆（50 g）炒瘦肉（25 g）+紫包菜（100 g）+银耳炖鸡汤（50 g）。

加餐：香蕉100～150 g。

晚餐：白米紫薯饭（75～100 g）+胡萝卜丝（50 g）炒牛肉（50 g）+莜麦菜（100 g）+虾米炒丝瓜（100 g）。

加餐：坚果25 g+牛奶300 g。

各种食物都适当吃一些，品种丰富，微量元素缺乏问题也就解决了。

孕期吃什么？

孕期不能吃什么？

禁烟、酒、饮料，对食物类别没有特别禁忌，但饮食要清淡，各种食物适量。

合理孕期营养，关乎孕妈妈及胎宝宝健康。孕期营养管理好，不只妊娠糖尿病发病率降低，其他妊娠相关并发症也大大减少。孕期营养是每个孕妈妈需要关注的重点！

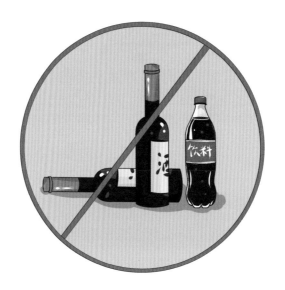

第三章
早期发现糖尿病

糖尿病的预警信号，你知道多少

　　没有一个人不喜欢健康，都不想生病，可有些病就是在神不知鬼不觉的情况下得的，最典型的代表就是糖尿病。糖尿病号称"甜蜜的杀手"，它可是非常狡猾的，悄悄地就来到了你的身边，等到你很不舒服了，再去医院就晚了！所以，大家一定得提前认识一下，它到来之前会有哪些信号。

▎视物模糊，眼疲劳

　　最近几个月，40 岁的郝女士感到眼睛看东西越来越模糊，并且眼睛容易疲劳，刚开始还怀疑自己提前得了"老花眼"，到医院检查才发现其罪魁祸首居然是"高血糖"。医生告诉李女士，当血液中的葡萄糖升高时，会使眼睛的屈光度发生改变，同时，长期高血糖也可能引起并发症（如糖尿病视网膜病变），上述原因均可引起视力减退、视物模糊。

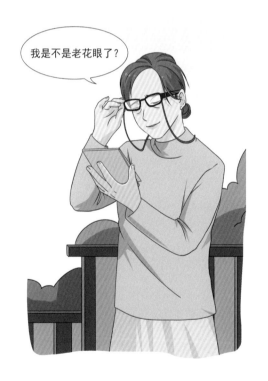

我是不是老花眼了？

▎牙齿松动，易脱落

　　为了能尝遍天下美食，李大爷平素很注重口腔卫生，坚持早晚刷牙，饭后漱口。可是，最近李大爷的牙齿松动比较明显，以前自认为满意的牙齿陆续开始脱落了，并且经常牙痛。口腔科医生告诉李大爷这都是血糖高惹的祸，糖尿病患者对细菌感染的抵抗力降低，造成细菌繁殖，引起牙龈肿胀出血、牙间隙增大、牙槽骨萎缩等。此外，糖尿病易合并牙槽骨骨质疏松症。李大爷听了医生的解释才恍然大悟。

■ 手足麻木，针刺感

陈女士最近经常感觉手指脚趾麻木、发凉，有时还有针刺、蚂蚁爬样的感觉，有时光着的脚像被袜子套住了一样。陈女士尝试了中药、针灸、按摩等多种方法，症状一点都没能缓解。于是陈女士去神经内科看病，医生建议她查一下血糖。陈女士疑惑地问："医生，你是不是搞错了，我是手脚麻木，为什么查血糖啊？"医生解释道："神经病变是糖尿病的常见并发症之一，你的症状很有可能是糖尿病神经病变引起的"。

■ "性"趣减退，尿泡沫多

35岁的张先生最近特别心烦，原因是平素身体很好的他近几个月一直提不起"性"趣，尝试了各种壮阳药都没效果，严重影响了夫妻关系。同时，他发现自己尿液泡沫特别多，夜间解小便的次数也增加了。张先生以为是肾虚就去看中医，可尝试了多种中药，症状都没有改善，最后还是去医院化验了小便，医生说他的尿里有葡萄糖和蛋白，很有可能是得了糖尿病，而糖尿病引起的神经病变会影响性功能，糖尿病引起的肾脏病变可以引起夜尿次数增多、尿蛋白排出增多。

■ 伤口难愈，易感染

我们在日常生活中经常会不小心划破、割伤皮肤等，如果伤口不大，通常都能很快愈合。金女士切菜时不小心割伤了手指皮肤，伤口很小，却过了很久都没有愈合，后来伤口周围的皮肤逐渐出现红肿，还有脓液流出。

金女士感觉情况不妙，立即去医院看病，抽血检查才发现金女士的血糖特别高。原来糖尿病会引起血液循环障碍、组织修复功能受损、机体防御能力下降等，这些均可使伤口难愈合，并且容易发生感染。

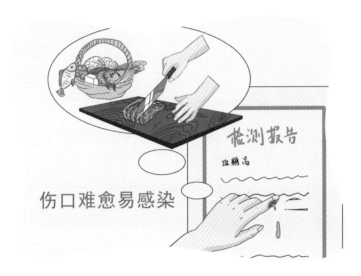

皮肤瘙痒，夜难眠

田大妈最近皮肤总是无缘无故的瘙痒，也没有发现长什么疹子，到了晚上更是奇痒难耐，没办法睡觉。尝试了各种外用药、口服药，偶尔能缓解，但过段时间又复发，并且还经常出现外阴瘙痒。去医院检查才发现元凶居然是升高的血糖。通过咨询医生，田大妈才知道血糖高可刺激神经末梢，引起感觉功能紊乱，同时汗液分泌减少会引起皮肤干燥、抵抗力下降、继发感染等均可引起皮肤瘙痒。

心慌手抖，易饥饿

中年发福的吴先生最近中午饭前出现心慌、手抖，饥饿感特别明显，吃东西后症状才会消失。吴先生以为自己吃的饭量不够，特意多吃，但饥饿感仍然经常发作，最近体重又增加了不少。医生告诉吴先生这种情况可能是餐前低血糖，而餐前低血糖也是糖尿病的早期表现之一。因为当体内血糖升高需要胰岛素的时候，胰岛素没有及时分泌，而当血糖已经降低时，胰岛素却又异常分泌，结果导致了血糖的不正常。

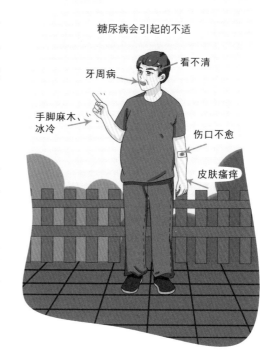

总之，如果你的身体发出了上述预警信号，请注意糖尿病可能已经悄悄来到了你的身边，应尽早到医院检查，早发现、早治疗。但部分患者也可以没有任何症状，但如果条件允许最好能定期去医院体检，以尽早发现隐藏的糖尿病。

"将军肚""啤酒肚"，腰围超标，
我的健康晴雨表

常言道："一白遮百丑，一胖毁所有。"隔壁邻居家的王大哥年纪轻轻事业有成，40岁不到却挺了个"将军肚"，他经常自我打趣："我也就肚子大一点，体重可没超标，健康着呢！"然而最近他愁容满面地找到医生："医生，我的体重也没超标，为什么这次体检却患上了糖尿病？"医生回答他："王大哥，糖尿病专挑你这种'将军肚'的成功人，

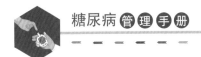

腰上长肉比起屁股或者其他地方长肉更容易得糖尿病，减脂从肚子开始才是关键。"

接下来，我们就一起认识一下腰围超标对健康的损害。大家都知道肥胖是 21 世纪影响人类健康的主要疾病之一，肥胖更是糖尿病在全球流行的主要原因，占 2 型糖尿病发病风险因素的 80%～85%。在糖尿病高发人群中尤为明显。依据身高、体重计算的体重指数（BMI）及标准体重常被大家作为评估肥胖的简单指标。如今很多家庭都配备有电子秤来监控体重，认为体重达标就够了，却忽略了肥胖另一个重要的评估指标，即腰围。你可能不知道，在腰部多长几千克脂肪远比臀部长肉或者全身长肉的危害更大。即使你有健康的体重、瘦臀、纤细的胳膊和大腿，但裤子的扣子扣不上，还是得警惕是否被肥胖盯上了。现今流行的代名词"将军肚""啤酒肚"很形象地反映了腰围增粗人群的体型特征。医学上将这种腹围增粗的肥胖叫"腹型肥胖"，也被称为"苹果型肥胖"。腰围相较于体重指数而言对 2 型糖尿病有更好的预测作用，除此之外，苹果体型也可以帮助预测日后患心血管疾病的风险，因此腰围是我们健康代谢的晴雨表。

如何知道自己腰围有没有超标，也就是"腹型肥胖"如何界定呢？取站立体位，双脚分开 25～30 cm，将软尺围绕肚脐上方 0.5～1.0 cm 水平绕 1 周，读取数值。中国人群腹型肥胖的诊断标准是：男性≥90 cm，女性≥85 cm。

"腹型肥胖"可是引起糖尿病的一个非常重要的危险因素，腰腹部的脂肪堆积更容易诱发胰岛素抵抗，最终导致 2 型糖尿病。腰围和糖尿病的发病呈正向关系。腰围越粗，得糖尿病的概率越高。研究表明，腰围＞85 cm 较腰围＜85 cm 的人群，其糖尿病患病率要高出 3 倍，而腰围＞

90 cm 较腰围＜ 70 cm 人群，其糖尿病发病率可能会高出 8.6 倍。男性腰围控制到 85 cm 以下，女性腰围控制到 80 cm 以下，可大大降低糖尿病的发生风险。

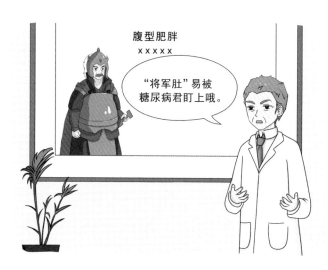

另外，建议有"啤酒肚"的人群定期检查血糖、血脂、血压等指标，筛查糖尿病、高血压等心脑血管疾病。发现血糖异常则早期干预治疗；血糖正常则积极控制体重，积极瘦身，使腰围达标。

再次提醒，腰围超标的"啤酒肚"人群在减重的漫漫长征路上，记得在给自己配备一台电子秤的同时，别忘了再准备一把软尺以随时监测自己的腰围和臀围！

我体检正常，是不是没有糖尿病

55 岁的李叔叔焦急地到门诊咨询："医生，我小便又急又痛，到泌尿外科检查，医生给我验了尿，说尿里面发现了糖，要我来看看。可我

1个月前参加单位体检，化验单上没有看到一个向上或者是向下的箭头啊？体检科的医生也没说我血糖有问题啊？这是咋回事啊？我还是不相信，特意来糖尿病专科看看我到底有没有糖尿病。"实际上，像李叔叔这样认为体检血糖正常就没有糖尿病的大有人在。

这是因为，一般的体检大多只抽一次空腹状态下的血，所以这时候查出来的血糖也称为空腹血糖，这个血糖在 6.1 mmol/L 以下，只是代表空腹这个时间点；而很多糖尿病早期，特别是因为我们日常饮食习惯以吃白米饭和面食为主，往往会先出现饭后血糖也叫餐后血糖的升高，餐后2 小时血糖只要超过 7.8 mmol/L，尽管没有超过 11.1 mmol/L，这已经是糖尿病前期，称为糖耐量异常。这个时候如果不注意节制饮食，餐后 2 小时的血糖会越来越高，一旦高到超过 11.1 mmol/L，就是糖尿病了。所以体检如果只抽一次血，还不能完全排除糖尿病，必须在饭后 2 小时再抽一次血检测血糖，才能完全确定有没有糖尿病。

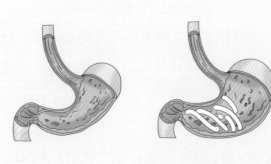

空腹血糖＜6.1 mmol/L　　　餐后2小时血糖＜7.8 mmol/L

首先要给大家科普一下血糖的正常值范围，空腹血糖 3.9 ～ 6.1 mmol/L，餐后 2 小时血糖＜ 7.8 mmol/L。若空腹血糖＞ 7.0 mmol/L 和（或）餐后 2 小时血糖＞ 11.1 mmol/L，即便没有任何糖尿病的临床表现，也需要考虑患上了糖尿病。所以，李叔叔测餐后血糖高达 12.5 mmol/L，故可以给他戴上"糖尿病"的大帽子了，这就是为什么光看一次体检的空腹血糖是没办法排除糖尿病的原因。

　　还有一种情况，空腹血糖在 5.6 ～ 6.1 mmol/L 时，虽然达不到糖尿病前期的标准，但依然存在高风险，且更容易被忽视。近年来，世界各国的糖尿病医生和专家研究发现，如果空腹血糖在 5.6 mmol/L 以上时，日后发生糖尿病的概率是大大增加的，所以对于空腹血糖在 5.6 ～ 6.1 mmol/L 的人群，不要认为血糖在正常范围内就可以高枕无忧了。其实这些人群作为候补队员，和肥胖、糖尿病家族史、合并血压高、血脂高的人群一样，都是高危人群，如果不加以注意，血糖就会逐年攀升，稍不留神就加入糖尿病的大军了。反过来，饮食及运动等生活方式的改变，可以预防 51% 的糖尿病的发生。据 2020 年发表的统计数据，我国糖尿病患者大约有 1.298 亿，而糖尿病前期人数则高达 3.5 亿人，若仅依赖常规体检结果，则有大量的糖耐量异常的人群或者空腹血糖正常高值的人群无法得到及时的诊断和预防。所以，对属于糖尿病高危人群的人，建议在体检时加做餐后 2 小时血糖检测，以早期发现血糖异常。

没有"三多一少"症状，是不是就没有糖尿病

老唐因为眼睛白内障需要手术住进了医院，手术之前接受常规血糖化验，空腹血糖居然有 11.8 mmol/L，被医生告之患有糖尿病。老唐不服气地说："别人糖尿病都嘴巴干、爱喝水、尿又多、瘦得快，我能吃能睡，最近还胖了，一切感觉良好，怎么可能是糖尿病？"很多人认为糖尿病是个"刮油"的病，吃得多，喝得多，人反倒越来越瘦。那是不是每位患者都有所谓的"三多一少"的症状呢？自我感觉良好，就高枕无忧了吗？

由于经常听到医生或身边人提起糖尿病的典型症状"三多一少"，也就是多饮、多尿、多食和体重减轻，一般老百姓会以自己有没有"三多一少"的情况来判断自己是否得了糖尿病，其实，这是一个对糖尿病认识的典型误区。殊不知，糖尿病是个隐匿的"甜蜜杀手"，它盯上你时，你可以没有任何症状和不适。那为什么血糖高的时候，有些患者有"三多一少"，有些没有呢？

真实情况是这样的，首先和每个患者血糖升高的程度有关。一般说来，血糖水平超过 10 mmol/L 以上，尿中才会出现糖，进而才会出现小便增多，引起口干等"三多一少"症状的出现。这个血糖水平称为肾糖阈，就是血糖超过这个水平，肾脏就不能将滤过到原尿中的葡萄糖完全重吸收回去，就会出现尿糖的阳性（+）。而我们正常人的空腹血糖通常在 3.9～6.1 mmol/L，餐后 2 小时血糖 ≤ 7.8 mmol/L；所以，绝大多数的患者在早期血糖轻度升高的时候是不一定都有这些情况，反而可能表现为其他容易被忽视的现象，如头昏、易疲劳、没力气、皮肤瘙痒、视物模糊等。

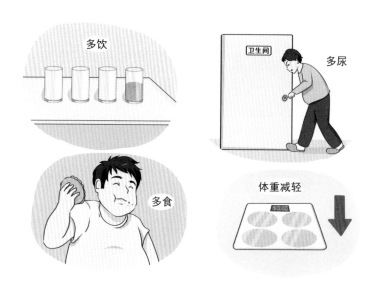

　　其次，也有少数患者血糖已经超过 10 mmol/L 了，能吃能睡，也没有什么反应，的确也没有明显的"三多一少"症状，这是为什么呢？这是因为每个人对血糖升高反应的敏感性不一样。有些人的身体比较敏感，血糖稍微高点就会感到口干，有些人的身体相对不那么敏感，就不一定有口干；或者有些人从小就有主动喝水的习惯，还有些人因为结石或者其他疾病需要多喝水，那么口干的情况就有可能被掩盖。由此一来，时间久了，等到患者出现明显的"三多一少"症状时，多半血糖已经"爆表"了，甚至部分人群已经出现糖尿病并发症了，这个时候才发现糖尿病，就已经太晚了。

　　所以，糖尿病的早期识别和发现不能单靠自己感觉有没有"三多一少"症状来判断，而是要定期进行血糖检测，尤其对于有下述高危因素的人群，更要定期监测血糖。

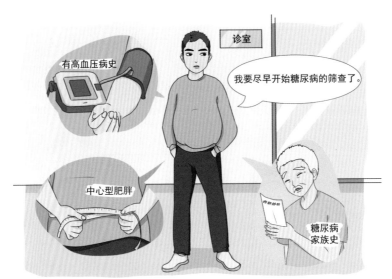

第四章
糖尿病对人体的危害

糖尿病不可怕，可怕的是它的并发症

糖尿病患者可能经常会听到这样一句话"糖尿病不可怕，可怕的是它的并发症"，因此很多糖尿病患者谈到糖尿病的并发症就色变。毋庸置疑，糖尿病的主

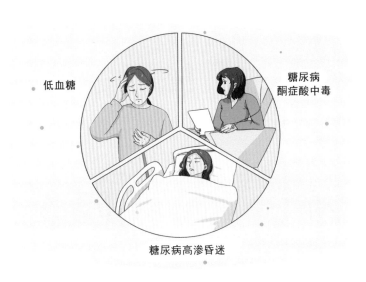

低血糖

糖尿病酮症酸中毒

糖尿病高渗昏迷

要危害就是糖尿病的并发症，长期血糖控制不佳或血糖波动会导致糖尿病并发症。虽然经常提及，但还是有很多糖尿病患者不知道糖尿病并发症还有急性与慢性之分。

顾名思义，急性并发症就是发病时间短、进展快，如果处理不及时可能会危及生命。糖尿病的急性并发症包

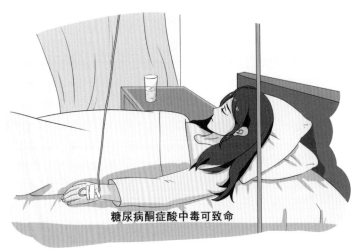

糖尿病酮症酸中毒可致命

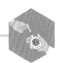

括糖尿病酮症及酮症酸中毒、低血糖、糖尿病高渗状态、乳酸酸中毒和各种感染等，其中以酮症酸中毒和低血糖最为多见。

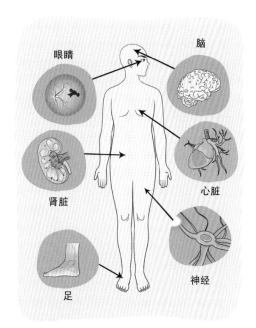

慢性并发症的特点是发病时间长、进展慢。一般是因为长期血糖控制不佳引起的大血管病变、微血管病变及神经系统的损害。

大血管病变

主要表现为大动脉的粥样硬化，主要累及脑、心脏、下肢的大中血管，从而引起冠心病、脑血管病变及下肢动脉硬化。糖尿病患者可能出现胸痛、头晕及下肢疼痛，严重的可能危及生命。

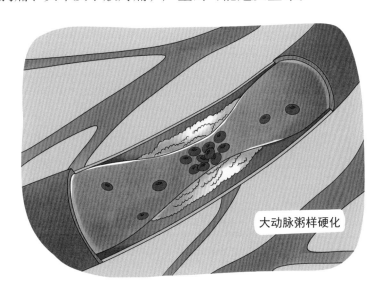

大动脉粥样硬化

■ 微血管病变

主要表现在视网膜、肾脏、神经，尤以糖尿病肾病和视网膜病变最为常见。

糖尿病视网膜病变的患者可能出现视力下降、视物不清，严重时可导致失明。

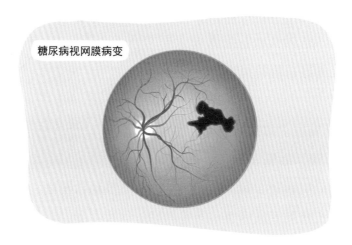

糖尿病肾病的患者可出现明显的泡沫尿，还可能有面部、眼睑及下肢的浮肿。如果治疗不及时，可能发展为尿毒症。

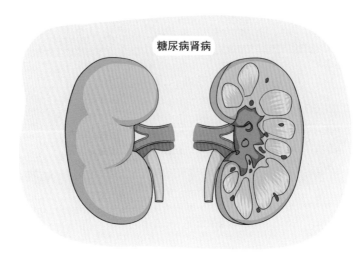

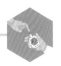

神经系统损害

糖尿病神经病变最常见的表现为四肢麻木、针刺感。患者有时候会感觉像戴了手套、袜套，有时候会感觉蚂蚁在身上爬。

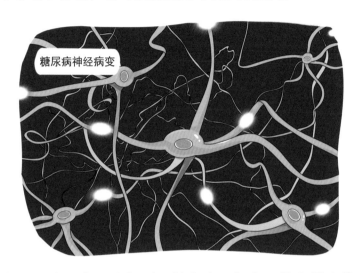

糖尿病足是糖尿病的晚期严重并发症，与大血管和微血管病变均有关系。

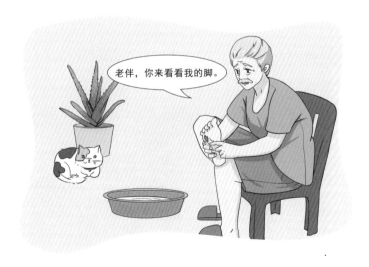

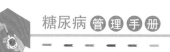

糖尿病并发症早期可能并没有明显的症状，待察觉时已经是糖尿病并发症的中后期，对人体造成极大的危害。因此，糖尿病患者需要定期筛查糖尿病并发症，做到早发现、早诊断、早治疗。接下来给大家一一介绍这些扰人的糖尿病并发症。

糖尿病酮症酸中毒——最常见的糖尿病急性并发症

▌什么是糖尿病酮症酸中毒？

糖尿病酮症酸中毒是由于胰岛素绝对或相对缺乏导致体内血糖和酮体升高，继而引发代谢性酸中毒，多见于 1 型糖尿病，2 型糖尿病患者也可发生。

按照酸中毒的程度可以分为轻度、中度和重度，处理不及时或者不当会有潜在的生命危险。因此，糖尿病酮症酸中毒属于糖尿病的严重急性并发症之一。

糖尿病酮症酸中毒的早期一般没有明显异常，但随着病情进展，可出现多尿、烦渴、厌食、恶心、呕吐等表现，有的还可有腹痛、脱水、深大呼吸、呼吸有烂苹

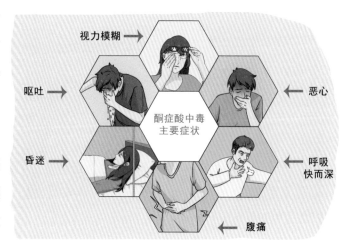

视力模糊 →
呕吐 →
昏迷 →
酮症酸中毒主要症状
← 恶心
← 呼吸快而深
← 腹痛

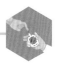

果味等症状。若没能及时发现、处理，累及中枢神经系统，最终可导致昏迷，甚至死亡。

■ 什么是酮体？

大家可能都知道血糖是什么，正常值是多少，但是"血酮"大家可能就不是很了解，血酮就是血液当中酮体的含量。酮体来源于身体脂肪的分解，是几种物质的总称，其成分包括 β- 羟丁酸、丙酮和乙酰乙酸，其中最主要的是 β- 羟丁酸，β- 羟丁酸和乙酰乙酸都是酸性的，大量堆积可引起酸中毒，影响身体细胞生存的内环境，会发展至酮症酸中毒，给身体造成不良影响，严重者可导致昏迷，甚至死亡。

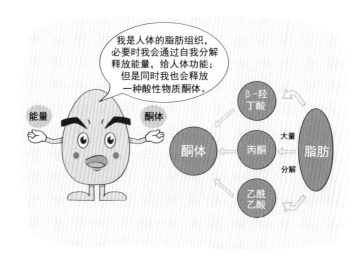

常见的生成酮体的情况可以分为如下两种。

（1）饥饿性酮体

当机体没有摄入足够的食物或者发生胃肠炎、呕吐等情况时，血液中葡萄糖水平降低，机体脂肪分解供能会产生酮体，称为饥饿性酮体。这种酮体不论是糖尿病患者，还是正常人都可能会出现。其特点是血糖不

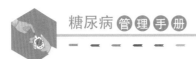

高，血酮高。

（2）糖尿病性酮体

糖尿病患者在血糖升高时，虽然血液中有足够的葡萄糖，但由于缺乏胰岛素，葡萄糖不能进入细胞内发挥作用，细胞仍处于饥饿状态。那怎么办呢？这时候机体就会分解脂肪来提供能量，以维持重要脏器的功能。脂肪分解的过程会产生大量酮体，这种酮体称为糖尿病性酮体。其特点是血糖高，血酮也高。

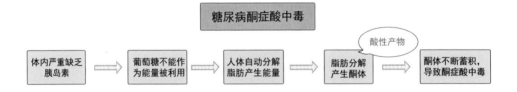

▌造成糖尿病酮症酸中毒的"元凶"有哪些？

（1）突然中断胰岛素治疗或不适当地减少了胰岛素剂量，例如，停用胰岛素治疗或忘记注射胰岛素、注射了"变质"的胰岛素（如胰岛素存放于过热或冰冻的环境中）、胰岛素剂量不够、胰岛素泵由于管路扭曲或阻塞未能按时输入胰岛素等。

（2）各种感染，感染是导致糖尿病酮症酸中毒最常见的诱因，最常见的是肺部感染和泌尿系统感染。

（3）饮食失控，如大量进食高糖和（或）高脂食物。

（4）脱水，大量出汗没有及时补充水分。

（5）生病期间护理不善。

（6）青少年快速生长期或青春期。

（7）妊娠或分娩。

（8）压力或手术等应激状态。

（9）药物诱发。

（10）酗酒。

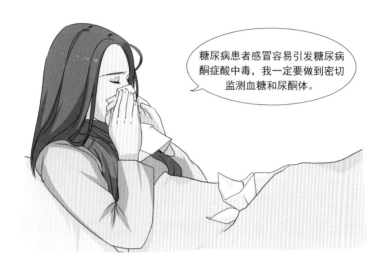

糖尿病患者感冒容易引发糖尿病酮症酸中毒，我一定要做到密切监测血糖和尿酮体。

■ 发生糖尿病酮症酸中毒应该如何救治？

　　糖尿病患者出现可疑的糖尿病酮症酸中毒的表现，或发现酮体水平升高，应立即前往医院救治，儿童患者最好到有经验的儿科诊治中心治疗。

　　治疗糖尿病酮症酸中毒，补充液体至关重要。糖尿病酮症酸中毒早期的死亡原因常为脱水或休克，而不是高血糖，因此能主动饮水的患者应尽量多饮水以补充血容量，为治疗争取时间，到达医院就诊后应尽快补充血容量。

■ 怎样才能对糖尿病酮症酸中毒说"不"呢？

　　（1）严格遵守胰岛素治疗方案，避免胰岛素不适当减量或中断胰岛素治疗。

　　（2）定期自我监测血糖，发现血糖波动较大应及时就诊，根据医生

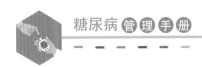
的建议调整胰岛素剂量，保持良好的血糖控制。

（3）定期监测尿酮体或者血酮体，了解尿量的变化。如果出现中度或重度的尿酮，或血酮高于 1.0 mmol/L，应及时就诊。

（4）控制可能诱发糖尿病酮症酸中毒的各种因素，保持良好的情绪，避免饥饿，增强体质，预防感染。

（5）酮体出现时，不要剧烈运动，不然酮体水平可能会上升。

（6）大量饮水很重要，足够的水分补充对去除酮体很有帮助。

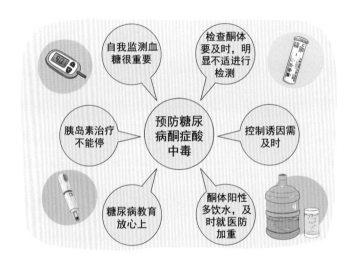

低血糖 —— "致命杀手"

▍什么是低血糖？

正常情况下，我们的血糖每天都会在一定的范围内波动（一般空腹血糖为 3.9 ～ 6.1 mmol/L，餐后血糖为 3.9 ～ 7.8 mmol/L）。如果血糖值低于正常范围的下限，就是低血糖。

对于非糖尿病患者而言，低血糖的诊断标准为血糖＜ 2.8 mmol/L；对于接受药物治疗的糖尿病患者而言，只要血糖≤ 3.9 mmol/L 就属于低血糖了。

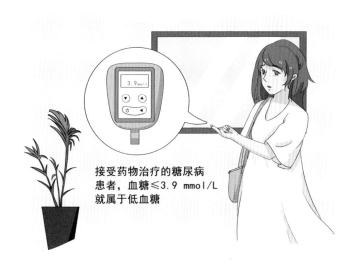

接受药物治疗的糖尿病患者，血糖≤3.9 mmol/L 就属于低血糖

▌低血糖典型表现有哪些？

（1）饥饿感。

（2）面色苍白、发抖、出汗、无力、心跳加快。

（3）头痛。

（4）情绪、行为异常。

（5）视物模糊。

（6）意识模糊、昏迷。

（7）夜间低血糖：出现惊醒、哭泣、做噩梦等症状。

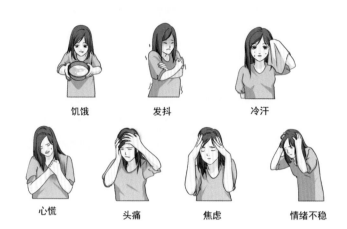

饥饿　　　　　发抖　　　　　冷汗

心慌　　　头痛　　　焦虑　　　情绪不稳

■ 有可能发生低血糖，但自己没感觉吗?

当然有可能。有一部分糖尿病患者在多次发生低血糖以后，会出现无察觉性的低血糖症，没有心慌、出汗等先兆症状，就直接进入了昏迷状态。

■ 哪些人群不容易感觉到低血糖发生?

对低血糖不能及时感知的糖尿病患者并不少见，在发病 1 ～ 2 年后，大约有 17% 的 1 型糖尿病患者对低血糖无感知。

常见对低血糖感知减退的人群如下。

（1）既往多次发生低血糖者。

（2）平时血糖水平较低、控制非常好的糖尿病患者（糖化血红蛋白＜6%）。

（3）血糖缓慢下降不易引起低血糖症状与感觉。

（4）合并糖尿病神经病变的糖尿病患者，特别是合并心血管自主神经病变者。

（5）糖尿病病程长且长期处于应激状态或抑郁状态的糖尿病患者。

（6）饮酒后 12 小时内。

（7）没有生活自理能力或自理能力很差的糖尿病患者。

▌低血糖到底有多严重？

低血糖根据严重程度的不同，表现也是不一样的。

按照严重程度，低血糖可以分为Ⅰ级、Ⅱ级和Ⅲ级。

Ⅰ级低血糖：是指血糖测值在 3.0 ～ 3.9 mmol/L。

Ⅱ级低血糖：是指血糖测值＜ 3 mmol/L。

Ⅲ级低血糖：是指患者出现神志改变等严重事件，需要他人帮助。

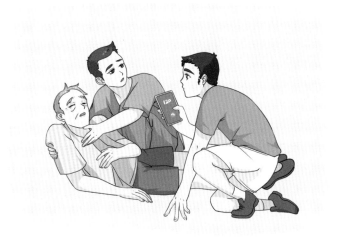

▌低血糖的危害有哪些？

（1）对大脑的损伤

我们的大脑需要葡萄糖来提供能量。如果没有足够的葡萄糖供给，大脑的反应能力、思考能力、神经反射及其他的脑功能都会受到影响。多次反复的低血糖可使糖尿病患者的脑细胞受到损害，记忆力减退，反应迟

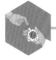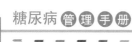
钝, 甚至痴呆, 留下终身后遗症。

（2）对眼睛的损伤

低血糖可能会加剧视网膜的损伤, 严重低血糖还可引起眼压突然下降, 导致视网膜血管破裂、出血, 后果十分严重。

（3）对肾脏血流的影响

急性低血糖可减少约22%的肾血流量, 降低19%的肾小球滤过率, 从而增加慢性肾功能衰竭患者的死亡率。

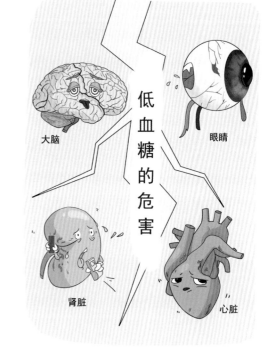

（4）诱发心肌梗死

低血糖可导致糖尿病患者出现心率加快、心绞痛, 伴冠心病者可诱发急性心肌梗死。

因此, 一旦出现低血糖, 要立即采取相应的治疗措施, 尽量避免或减少低血糖的危害。

糖尿病大血管并发症离你并不遥远

▌大血管病变, 不得不知晓的存在

老王发现有糖尿病10多年了, 一直未进行正规治疗, 前两天因胸痛持续10小时急诊入院, 确诊为"冠心病导致的急性心肌梗死", 医生告诉他这是糖尿病的并发症。老王不理解了, 糖尿病是糖尿病, 冠心病是冠心病，这两种看起来毫不相干的疾病怎么还扯上关系了呢？

实际上，糖尿病大血管并发症包括心脑血管疾病及周围血管疾病，即心血管—冠心病（心绞痛或心肌梗死）、脑血管—脑卒中（脑出血、脑梗死、脑动脉供血不足等）、下肢血管—间歇性跛行和下肢坏疽等。糖尿病足大多也发生在有大血管病变的糖尿病患者中。

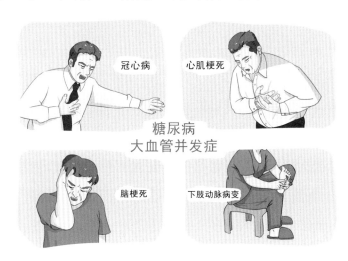

如何判断大血管是否有病变，要做哪些检查？

（1）判断是否有相关症状

询问既往有无心血管疾病史，目前有无新发的心脏病症状，如胸痛、不能解释的活动时气促等；有无脑血管病变的相应症状，如头痛、头晕，一侧或两侧肢体感觉、活动异常；有无下肢血管病变的症状，如活动后下肢疼痛、跛行等。

（2）判断做哪些相关检查项目

如果有上述心脏病的症状，可以到医院进行心电图、运动试验（通过运动判断心脏有无缺血）、冠状动脉血管造影（通过介入将导管插入心脏的冠状动脉判断心脏有无缺血）等检查；脑血管方面可以检查颈动脉超

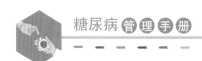

声、头颅CT、核磁共振等；下肢血管疾病的评估可考虑做踝肱指数测定、下肢动脉超声或CT等检查。

（3）判断有没有其他引起血管病变的危险因素

如高血压、高血脂、吸烟、父母兄弟姐妹有心脏病病史等。

具有上述可疑症状时，一定要到医院进行筛查，具体做哪些检查，医生会依据糖尿病患者的个体情况进行选择。

▌药物预防大血管并发症——阿司匹林怎么用？

在糖尿病患者中，合并高血压、冠心病或高脂血症者并不少见，甚至有糖尿病患者同时患有这几种心脑血管病。与其他糖尿病患者相比，其发生心脑血管疾病的风险增加2～4倍。为了预防心脑血管疾病的发生发展，有以下情况的糖尿病患者最好在医生指导下定期服用阿司匹林。

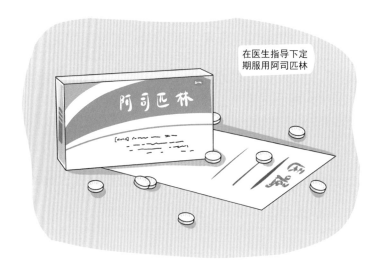

在医生指导下定期服用阿司匹林

已存在冠心病、脑血管疾病及周围血管疾病的糖尿病患者，建议在医生的指导下并且充分评估出血风险后，每日口服75～150 mg阿司匹林预防心脑血管疾病的发生。

年龄≥ 50 岁合并至少 1 项以下主要危险因素：高血压、高血脂、吸烟、慢性肾脏病 / 蛋白尿、心脑血管及周围血管疾病家族史的患者，建议在医生的指导下充分评估出血风险后，每日口服 75 ～ 150 mg 阿司匹林。

如果身体不适合吃阿司匹林怎么办？根据《中国 2 型糖尿病防治指南（2020 年版）》，氯吡格雷可降低糖尿病患者心脑血管事件的发生率，对于不能耐受阿司匹林的糖尿病患者，可以在医生的指导下换用氯吡格雷。

糖尿病会导致失明、尿毒症

▌糖尿病会引起失明吗？

糖尿病患者长期血糖控制不佳会造成微血管病变，糖尿病视网膜病变是微血管病变的主要表现之一。据统计，糖尿病是成年人失明的首要原因。根据病变发生、发展的程度，一般把糖尿病视网膜病变分为两大类型，即单纯型（又称为非增殖型）和增殖型，其中增殖型的危害更大。

单纯型病变在进行眼底检查时，可以看到视网膜出现微动脉瘤、视网膜出血及黄斑水肿等表现。增殖型是在非增殖型糖尿病视网膜病变的基础上进

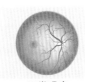
正常眼底

糖尿病性眼底出血

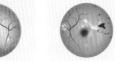

糖尿病视网膜病变（单纯型Ⅰ~Ⅲ期）

糖尿病视网膜病变（增殖型Ⅳ~Ⅵ期）

一步进展的结果，在进行眼底检查时可以发现视网膜上有新生血管形成，这些新生血管极易破裂导致眼底出血、机化，最后导致视网膜的剥脱。

通常情况下，早期视网膜病变者可能感觉不到异常，但随着病情进展，会出现不同程度的视力减退，眼前有黑影飞舞，或者看东西变形，甚至失明。

除了糖尿病视网膜病变外，糖尿病患者也会出现白内障，这也是视力下降甚至视力丧失的原因之一。因此，在首次诊断糖尿病时就需要检查是否有白内障，如发现异常，需要及时到眼科就诊处理。

▌筛查糖尿病视网膜病变刻不容缓

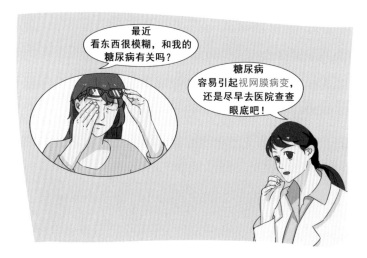

存在以下情况的糖尿病患者应该积极去医院进行眼底检查。

（1）2 型糖尿病确诊后或 1 型糖尿病病程 ≥ 5 年，应寻求眼科医生或验光师进行全面、综合的眼科检查；如合并任何程度的糖尿病视网膜病变，需立即进行眼底检查，并在此之后至少每年进行 1 次散瞳后视网膜检查。

（2）妊娠期和准备怀孕的糖尿病患者若视力出现异常，均应立即进行眼科及眼底检查，且这些糖尿病患者在妊娠期间及产后 1 年内需要注意监测视网膜病变的进展。

（3）上述情况若伴有糖尿病视网膜病变的危险因素，眼底检查间隔时间需缩短，每 3～6 个月检查 1 次。

（4）若发现已并发糖尿病视网膜病变，则按糖尿病视网膜病变的要求进行眼科检查，且同时需告知患者和其监护人应监督患者避免剧烈运动，否则容易引起眼底出血，加重视网膜病变。

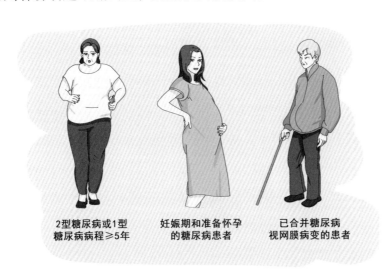

2 型糖尿病或 1 型　　妊娠期和准备怀孕　　已合并糖尿病
糖尿病病程≥5 年　　的糖尿病患者　　　视网膜病变的患者

糖尿病视网膜病变在随访及筛查时需要进行以下眼科检查：①一般眼科检查，包括视力、视野、眼压及眼底检查。②必要时，眼底荧光造影检查。

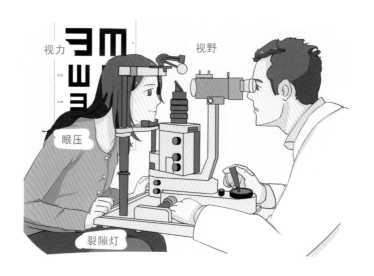

视力
视野
眼压
裂隙灯

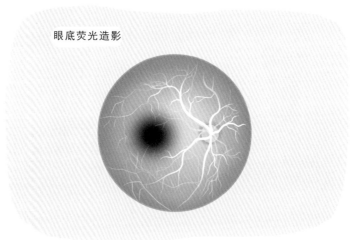

眼底荧光造影

如果发生糖尿病视网膜病变，一般如何治疗？

糖尿病视网膜病变的治疗要点包括：控制血糖、控制血压、纠正血脂紊乱及眼部病变治疗等。医生会根据视网膜病变的严重程度选择具体治疗方案，前提是及时发现病变，早期治疗，预防其进展。

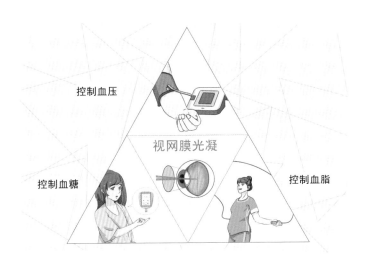

必须知晓的糖尿病肾病

很多糖尿病患者都担心糖尿病会损伤肾脏，那什么是糖尿病肾病呢？什么样的症状需要警惕可能患有糖尿病肾病呢？

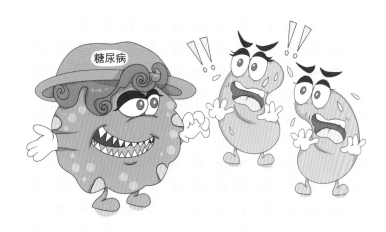

糖尿病肾病是微血管病变的另一主要表现（前面介绍的视网膜病变同样是微血管病变导致的），是导致尿毒症的主要原因之一。糖尿病肾病

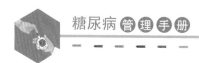
在不同的阶段表现不同。

（1）早期：可无任何临床表现，通过检查仅发现微量白蛋白尿。

（2）进展期：大多数先出现明显的白蛋白尿，这时也可能还不会有太多的临床表现。有些糖尿病患者傍晚会出现双下肢水肿，休息后消失。肾病症状一般出现较晚，通常持续白蛋白尿10年以上，或大量白蛋白尿致血液中的白蛋白水平明显降低，或肾脏滤过功能降低才会出现。这些症状包括：①水肿，晨起眼睑、颜面部浮肿；②食欲减退、口臭、恶心、呕吐；③持续白蛋白尿，尿中泡沫较多；④乏力、精神萎靡。

（3）晚期：严重的肾功能衰竭，即尿毒症。

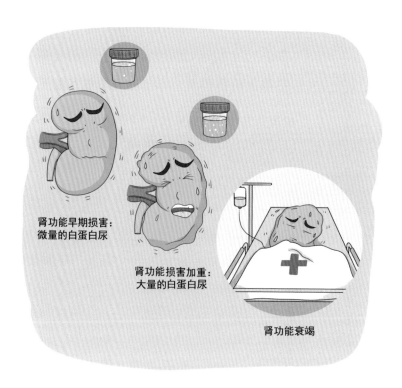

肾功能早期损害：微量的白蛋白尿

肾功能损害加重：大量的白蛋白尿

肾功能衰竭

▌糖尿病肾病并不遥远，早期发现是关键

有些糖尿病患者总抱有侥幸的心理，认为自己平时没什么不舒服，糖尿病并发症离自己很遥远。而事实并非如此，如上所述，早期的糖尿病肾病可以没有任何不适的感觉，很容易被忽视。到医院检测尿中白蛋白排泄量是发现早期糖尿病肾病的主要手段。定期检查、早期防治可以延缓，甚至逆转糖尿病肾病。

那么，要在什么时候进行糖尿病肾病检查呢？2 型糖尿病及 1 型糖尿病病程≥ 5 年的糖尿病患者需每年检查糖尿病肾病相关指标；若结果异常（排除非糖尿病性蛋白尿、尿路感染等情况），需在 3 个月内重复检查 1 次，重复检查共 2 次以上异常的可确诊为糖尿病肾病。已发生糖尿病肾病者，应治疗后定期复查；同时应每年去医院检测血清肌酐浓度，并计算肾小球滤过率（GFR）。

▌治疗糖尿病肾病的六大法宝

糖尿病患者都非常关心如何治疗糖尿病肾病，一般有六大法宝。

法宝一：改变生活方式。合理控制体重、糖尿病饮食、戒烟及适当运动等。尤须注意低蛋白饮食，从糖尿病肾病有大量白蛋白尿（＞ 300 mg/d）起，每天摄入蛋白按每千克体重 0.8 g 蛋白质计算需要量；如果肾脏检查指标中的肾小球滤过率开始下降，则蛋白的摄入量相应减少为每千克体重 0.6 ～ 0.8 g。蛋白质以优质动物蛋白为主。

法宝二：控制血糖。病情允许时，严格控制血糖至接近正常水平可以延缓糖尿病肾病的进展。

法宝三：控制血压。不同人群血压控制目标不同，一般控制在成年人＜ 130/80 mmHg；如果 24 小时尿蛋白≥ 1 g，则血压的控制目标为＜

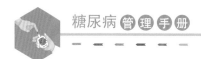

125/75 mmHg。

法宝四：纠正血脂紊乱。以降低低密度脂蛋白胆固醇为首要目标。若代谢控制及饮食控制仍不能使血脂达到理想目标，应在医生的指导下使用降脂药物。

法宝五——控制白蛋白尿：血管紧张素转换酶抑制剂和血管紧张素Ⅱ受体拮抗剂不仅能降压，而且还能减缓微量白蛋白尿进展为大量白蛋白尿。但由于该类药物可导致短期肾小球滤过率下降，在开始使用这些药物的前1～2周内应到医院检查血清肌酐和血钾浓度。不推荐血肌酐＞265 μmol/L（3 mg/dL）的糖尿病患者使用以上这两种药物。目前，有一些新型降糖药，如胰高血糖素样肽−1受体激动剂（GLP-1RA）和钠−葡萄糖协同转运蛋白2（SGLT-2）抑制剂等也可降低尿蛋白排泄。

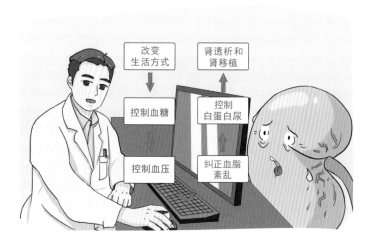

法宝六：必要时进行肾透析和肾移植治疗。一般肾小球滤过率降至15～20 mL/min 或血肌酐＞442 μmol/L 时应准备透析，有条件者可行肾移植。

糖尿病神经病变知多少

糖尿病神经病变到底有哪些表现呢？

患者 A："最近我一只眼睛睁不开，去医院一看，医生说这是糖尿病神经病变。"

患者 B："前阵子我双脚底麻得不得了，医生也说是糖尿病神经病变。"

患者 C："糖尿病神经病变表现这么多样化，怎样才能知道自己是不是有糖尿病神经病变呢？"

糖尿病神经病变指的是由于长期血糖控制不佳，神经的结构和功能出现了问题。不同的神经功能各异，因此糖尿病患者自然会有不同的表现，如周围神经出现了问题，糖尿病患者可能会有手脚麻木，像是有小针在扎或者蚂蚁在爬，在洗热水脚或者烤火时都不能感知到过高的温度，或者明明站在水泥地上，却感觉自己踩在棉花地里等；如果颅内支配眼球运动的神经故障了，就可以表现一边的眼睑下垂，眼睛睁也睁不开；若自主神经也出现了问题，表现就更多种多样了，如心跳加快、血压忽高忽低、恶心、呕吐、便秘、腹泻、大便失禁、男性勃起功能障碍、多汗或汗液减少等。

如何早期筛查糖尿病神经病变？

患糖尿病的时间较长（尤其是 10 年以上），血糖长期控制不好，并且出现了上面所说症状的糖尿病患者，一定要去医院检查是否患有糖尿病神经病变。医生会进行一些简单的感觉检查（踝反射、振动觉、压力觉、针刺痛觉、温度觉等）进行初步判断，必要时再进行更专业的设备检查。

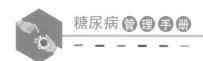

强调一下，即便没有任何不适，2 型糖尿病或病程超过 5 年的 1 型糖尿病患者，也应每年到医院进行糖尿病神经病变的筛查。

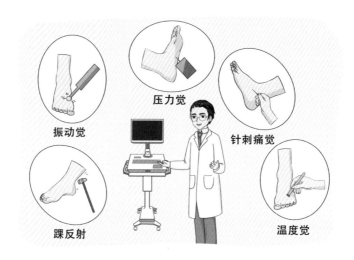

振动觉　　压力觉　　针刺痛觉　　踝反射　　温度觉

▍胃胀、恶心也是糖尿病的并发症？

老王患糖尿病有六七年了，血糖常常控制不好，这大半年来常常胃胀、吃不下，还犯恶心，去医院检查了胃镜也没有发现大问题，医生告诉他这是胃轻瘫，属于糖尿病神经并发症，老王纳闷了，这胃出了毛病也和糖尿病有关？

很多患者对"胃轻瘫"这个词有些陌生，更不要说和糖尿病相关了。那到底什么是胃轻瘫呢？胃轻瘫是胃自主神经出现了问题，导致食物从胃运输至小肠和被消化吸收入血的过程发生异常。糖尿病是胃轻瘫发生最常见的原因。

糖尿病患者出现以下症状须警惕胃轻瘫悄然来袭：胃灼热；腹部不适或腹痛；恶心；呕吐未消化的食物；早饱感；体重下降；血糖近期不容易控制；食欲下降；胃痉挛。以上症状在进食固体食物、高纤维食物、高脂肪食物或喝碳酸饮料时会加重。

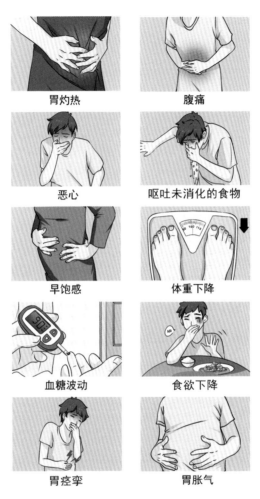

胃灼热　　　　腹痛

恶心　　　　呕吐未消化的食物

早饱感　　　　体重下降

血糖波动　　　　食欲下降

胃痉挛　　　　胃胀气

胃轻瘫到底是如何发生的呢？与其他并发症一样，胃轻瘫的罪魁祸首仍然是高血糖。长期的高血糖会造成神经损伤，为神经提供营养物质和运送氧的血管也被高血糖损坏。负责将食物从胃运送至肠道的迷走神经受损后，食物在消化道中的运输变得缓慢，甚至停止，就像胃瘫痪了一样，造成我们常说的胃轻瘫。

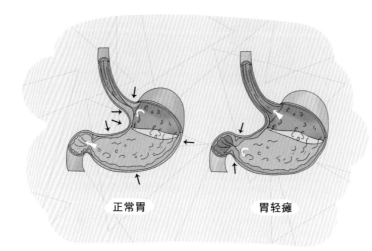

正常胃　　　　　　　　　　胃轻瘫

　　胃轻瘫糖尿病患者的血糖比一般糖尿病患者更难于调节。这是因为，一般进食 15 ～ 20 分钟后食物被吸收，但如果食物运输延缓，仍然停留在胃中或者某一段小肠中时，食物吸收延缓，糖尿病患者容易发生低血糖；几个小时后，食物被消化吸收，糖尿病患者又会出现延迟的高血糖。出现上述异常症状时，应及时去医院就诊确定是否存在胃轻瘫并给予相应治疗。

▎防治糖尿病神经病变的五大措施

　　糖尿病患者都非常关心如何防治糖尿病周围神经病变，防治糖尿病神经病变有五大措施。首要的三大措施是控制好血糖、血脂及血压；第四大措施是重视足部护理，穿合适的鞋袜，保护好双脚；第五大措施是针对神经病变的治疗，以支持对症治疗、缓解疼痛为主。

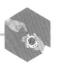

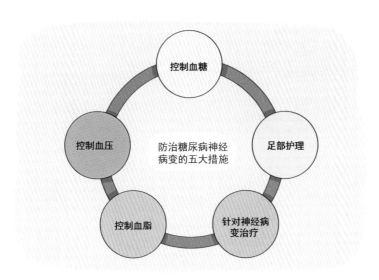

糖尿病并发症预防"四步法"

如何才能对糖尿病并发症说不，提高患者的生活质量，延长寿命呢？我们总结了一个口诀，即"一控、二戒、三动、四查"。

一控：有效控制血糖，在尽量不发生低血糖的前提下，使其血糖达标，同时控制血压、血脂、体重等指标。

二戒：戒烟、戒酒。

三动：规律运动，保持健康的生活方式。

四查：定期筛查并发症，早发现、早治疗。

广大糖尿病患者，请牢记去医院定期复诊，对于早期发现、早期诊断并发症是非常重要的，早期发现才能早期接受专业的治疗。

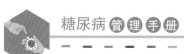
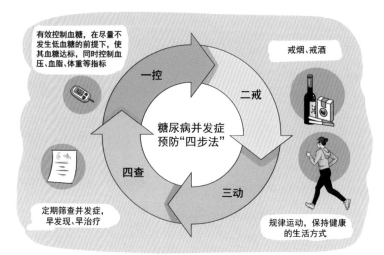

有效控制血糖，在尽量不发生低血糖的前提下，使其血糖达标，同时控制血压、血脂、体重等指标

戒烟、戒酒

一控

二戒

糖尿病并发症预防"四步法"

四查

三动

定期筛查并发症，早发现、早治疗

规律运动，保持健康的生活方式

第五章
饮食控制与糖尿病治疗

糖尿病饮食是根据血糖调整，还是根据体重调整

　　糖尿病饮食的目的主要是维持正常体重，降低血糖只是其附带收益。肥胖患者可以通过减少摄食来减肥，消瘦患者则可增加饮食量来适当增加体重。糖尿病患者无论胖瘦，最终目的都是必须达到标准体重。标准体重最简单的计算方式为，标准体重＝身高（cm）–105，标准体重的单位为 kg，身高的单位为 cm。例如，身高 170 cm 的人的标准体重为 170–105=65 kg。

　　对于肥胖的糖尿病患者而言，应该减少总热量的摄入，增加热能消耗，把体重逐渐减到标准体重以内并加以维持，从而减轻胰岛细胞的负担，改善胰岛素的敏感性。对于消瘦的糖尿病患者来说，则需要在维持血糖正常情况下，增加总热量的摄入，增加体重，最终使体重达标。所以，糖尿病饮食并不都是限制饮食减肥的，在消瘦的患者是要增加饮食量，同时保证血糖控制在正常范围内。

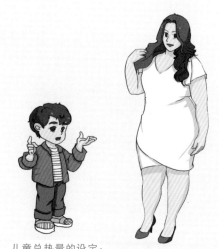

儿童总热量的设定：
营养平衡，
保证生长发育的需要

成年人总热量的设定：
达到并维持理想体重

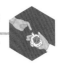

糖尿病患者的饮食方案应该在相对比较长的一段时期内保持恒定，做到定时、定量，然后根据体重和腰围的情况来调整饮食方案。不能看到血糖升高后就减少饮食来降低血糖，看到血糖降低后就增加饮食来避免低血糖。例如，如果每次血糖波动后就调整饮食量，而不分析血糖升高的原因，是否为疾病应激或活动量/运动量突然减少等各种偶发原因造成的，也不监测调整饮食后餐后血糖如何、是否恢复正常，这种调整是有害无益的。

调整血糖应该是在饮食固定的情况下，主要靠降糖药物调整。因为如果根据血糖去调整饮食，应该以个人饮食习惯为基础，结合病情、年龄、身高、实际体重及理想体重、活动强度、季节、生长发育等情况制订总热量摄入值。

饮食是不是吃得越少越好

糖尿病饮食并不是建议吃得越少越好，而是应该合理控制总热能，热能摄入量以达到或维持理想体重为宜。食物摄入最好遵循以下几点。

（1）根据体重和血糖，平衡膳食，选择多样化、营养合理的食物。

（2）放宽对主食类食物的限制，减少或禁忌单糖及双糖的食物。

（3）限制脂肪的摄入量，适量选择优质蛋白质；增加膳食纤维的摄入；

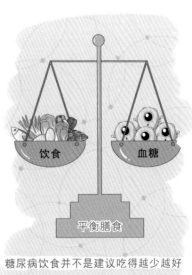

糖尿病饮食并不是建议吃得越少越好

增加维生素、矿物质的摄入；多饮水，限制饮酒；坚持少食多餐，定时定量进餐。

糖尿病饮食的品种是不是一成不变

当血糖控制良好，可以酌情更换饮食品种。每餐进食时间和进食的总热量还是固定的，但是可以逐渐更换饮食品种，摸索在相同的治疗方案下，不同的饮食应该进食多少。例如，原来早餐吃 100 g 馒头，打 4 个单位胰岛素可以把血糖控制好，那么可以换成 100 g 面条，仍然打 4 个单位胰岛素，检测早餐后 2 小时血糖，如果血糖高了，那么第二天就吃 50 g 的面条，如果血糖又低了，第三天改成 75 g 面条，直至试验清楚打 4 个单位胰岛素应该吃多少面条。然后一个个试验不同的食物，如米饭、饺子、红薯等，明确这些食物在固定的治疗方案下应该进食多少才能保持血糖正常，并记录下来以免日后忘记。但要注意的是，同类食物之间可以互换，不同种类食物之间不能互换，如米饭、馒头都是碳水化合物，可以互换，但是米饭和肉蛋属于不同类的食物，不能互换。

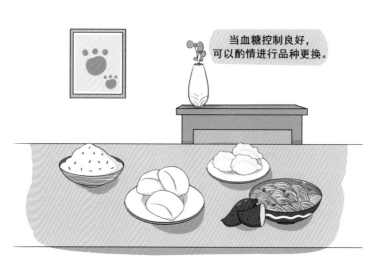

当血糖控制良好，可以酌情进行品种更换。

如何制订糖尿病的饮食食谱

初发的糖尿病患者或者血糖没控制之前，饮食必须做到定时、定量、定品种。根据自己饮食的喜好，选择最常吃、最易取得的食物，根据糖尿病饮食的要求列出一个食谱执行。也可以微信搜索"德教瘦"小程序，使用向导制订自己每天的智能饮食处方。

定时：是指每天三餐的饮食时间相对固定，前后不超过半小时；如平时习惯 7 点吃早餐，那么以后每天早餐的进食时间就固定在早上七八点，给衰弱的胰岛功能一个生物钟！

定量：是指每餐进食的食物总量和各营养素（碳水化合物、蛋白质、脂肪）的配比保持不变；例如，今天中午吃 100 g 饭，那么明天、后天中午就也需要吃 100 g 饭，不多不少，不能因为今天心情好或者菜好，就多吃一点，胃口不好就少吃一点。这是医生根据患者的饮食品种、量及血糖，制订餐前给予胰岛素和降糖药的量，如果饮食的总量时时刻刻在改变，对抗饮食升糖作用的降糖药物就会不足或者过量，导致高血糖或低血

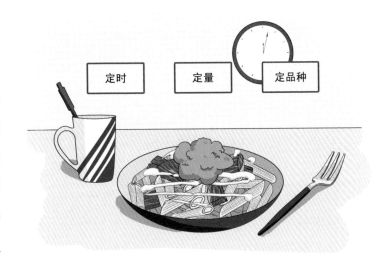

定时　　定量　　定品种

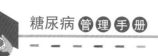
糖，血糖会波动很大，控制不良，医生也就无法调整治疗方案。

定品种：是指在治疗方案未最后固定、血糖仍未达标的情况下，每餐进食的品种也必须固定不变。例如，如果早餐最常吃的食物是馒头，那就在降糖方案未固定、血糖未控制之前，不能今天早餐吃馒头，明天早餐吃面条，后天早餐吃饺子，必须每天早餐都吃馒头。这是因为每种食物的升糖指数都是不同的，而医生的治疗方案短期内是固定不变的。在血糖未控制好、治疗方案仍在调整的时候，饮食品种的改变会让医生难以判断血糖的波动是因为饮食的改变还是治疗方案需要更改，这样会导致血糖控制不良，血糖波动很大。"定品种"会使糖尿病患者的血糖更快达标。

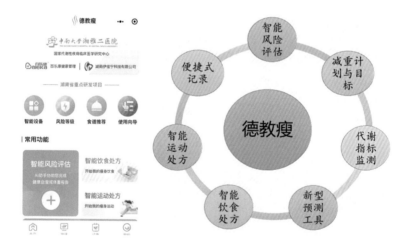

什么时候可以吃零食

如果糖尿病患者空腹血糖 < 7.8 mmol/L，餐后血糖 < 10 mmol/L，糖化血红蛋白 < 7.5%，可以在两餐之间增加水果，从少量开始，根据下一餐餐前血糖逐渐增加，直至了解清楚哪种水果能吃多少，又能保持下一餐

餐前血糖正常。此时，你的饮食就更丰富，而血糖又能够保持良好。

糖尿病患者吃水果的技巧如下。

（1）时机：当血糖控制在比较理想的水平（空腹血糖＜7.8 mmol/L，餐后2小时血糖＜10 mmol/L，糖化血红蛋白＜7.5%）和稳定后可以选择吃水果。

（2）时间：两正餐之间进食。

（3）数量：每天150～200 g，即一个中等大的苹果或两片柚子。

（4）种类：选择血糖生成指数较低的水果，如番茄、黄瓜、柚子、苹果、桃子、柑橘、草莓、猕猴桃、梨类。最好不吃：榴莲、荔枝、龙眼、柿子、木瓜、香蕉、芒果、红枣、菠萝。

血糖生成指数较低的水果　　　　　　最好不吃的水果

（5）总量：水果含有能量，应将水果的热量计入每日总热能之内，选用时减去相应的碳水化合物的量。例如，吃200 g苹果或橘子需要减少饭量25 g。

（6）监测：因人而异，一般以吃水果后2小时血糖在达标范围以内为宜。

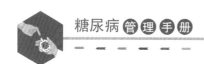
糖尿病患者能否吃冰激凌、油炸快餐、稀饭、炒饭

冰激凌的热量和糖分都比较高，建议少吃。对于油炸快餐、炒饭等油炸油煎的食品，建议少吃或者不吃。稀饭很容易消化，进食后前 2 小时会很快升高血糖，而

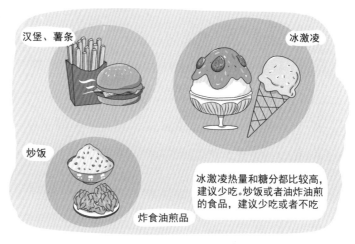

到了第 3～4 小时又会引起血糖下降造成低血糖，所以建议尽量少吃稀饭，如果要吃稀饭，可以搭配一些蔬菜、蛋白质类食品，并且先吃蔬菜和蛋白质类。

糖尿病患者能否吃水果

由于大多数水果均含有糖，很多糖尿病患者望"果"失色，根本不敢吃任何水果。其实，糖尿病患者在血糖得到较好控制的情况下，是完全可以吃水果的，而且适量吃水果，还有利于控制血糖。只是糖尿病患者吃水果的时间最好选在加餐时间，不可过量，选择含糖量低和升糖指数低的水果，如黄瓜、苹果等。

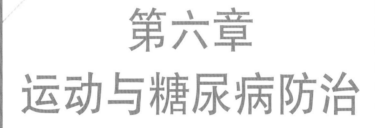

第六章
运动与糖尿病防治

本章所介绍的运动方式，不仅适用于糖尿病患者，也适用于非糖尿病患者，尤其是需要减重的人群。

运动为什么能使糖尿病患者多重获益

运动可使我们的身体多重获益。对糖尿病患者而言，运动至少在以下几个方面使人获益：消耗多余的能量、改善胰岛素敏感性、改善骨骼肌功能、改善机体的代谢不平衡状态、减少发病因素（如肥胖等）、改善不良心理状态、提高生活质量、改善睡眠等。可以毫不夸张地说："一动利全身！"

已有研究表明，运动对血糖的影响至少有以下几个方面。

（1）运动可促进骨骼肌对血液中葡萄糖的直接摄取和利用，提高胰岛素转运血糖的能力，改善胰岛素抵抗，增加胰岛素敏感性。

（2）人体骨骼肌在收缩运动时，其本身所储存的肌糖原是较早被利用的糖（能量），而人体血液中的葡萄糖随时可补充能量。

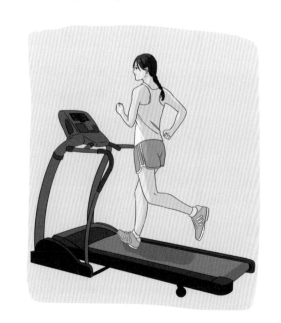

（3）坚持 10 周的有氧运动可使空腹血糖下降，而每周 2 次且坚持 16 周的抗阻运动也可使空腹血糖下降，每周 3 次且坚持 10 周的抗阻运动可使糖化血红蛋白下降，单次餐后运动可使血糖高峰值下降 30% ～ 40%。

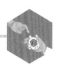

（4）对患有糖尿病的孕妇而言，一次性消耗 90 千卡热量的定量运动是安全的，可使血糖值即刻微量下降。在进行日常活动基础上坚持运动量每日增加 90 千卡热量的消耗，可降低胰岛素用量，降低巨大儿分娩率，减少相关并发症的发生率。

（5）对于糖尿病前期人群，有氧或抗阻运动均可改善胰高血糖素样肽 –1 水平，使其空腹和餐后 2 小时血糖显著下降，甚至可达完全正常水平。

（6）12 周有氧运动干预能够提高机体的有氧代谢能力，18 周的有氧运动和抗阻训练均能有效地改善 2 型糖尿病患者的血糖、血脂；运动强度越大，对碳水化合物的需求越大；运动时间越长，对游离脂肪酸的动员越多。

（7）运动可增加心肌超氧化物歧化酶，改善糖尿病心肌病变。

适合糖尿病患者的运动种类

早在 19 世纪中叶，运动治疗就被作为糖尿病治疗的"三驾马车"之一。最新研究发现，饮食加运动治疗可使体重下降，甚至使病程 6 年内的糖尿病完全脱离药物治疗而发生逆转！

如果你有科学的生活方式，有足够的信心和恒心，就一定能战胜糖尿病！运动的种类很多，每个人可以根据自身特点及规范化的运动处方（微信搜索"德教瘦"小程序，可智能制订自己的运动处方）来选择自己的运动种类，制订运动方案。那么，适合糖尿病患者的运动种类有哪些呢？

大家最熟悉的是常说的有氧运动和无氧运动，它是按运动方式分类的。一般来说，有氧运动不是针对某一部位的肌肉，而是大肌肉群的共同运动，它消耗葡萄糖、动员脂肪、刺激心肺，

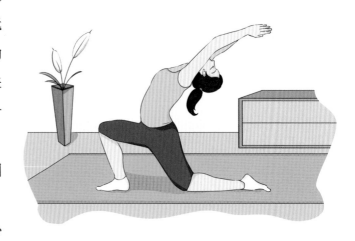

常见的运动形式有快走、慢跑、爬楼梯、游泳、骑自行车、爬山、跳舞、打太极拳等；而无氧运动通常为特定肌肉的力量训练，由于氧气不足，使乳酸生成增加，可导致肌肉酸痛，常见运动形式有举重、百米赛跑、竞走等。

按运动的形式，运动又可分为4种：心肺耐力训练运动（走路、慢跑、游泳、骑车、跳舞等）、抗阻训练运动（举重、卧推、深蹲等）、柔韧性训练运动（瑜伽、普拉提等）、平衡性训练运动（太极等）。

目前各种国际国内指南，一般将运动分为有氧运动和抗阻运动两种。有氧运动的种类基本同前，是指在氧气供应充足（尤其是指局部组织供氧充足）的情况下进行的运动；抗阻运动实际上类似无氧运动，是肌肉克服阻力进行的主动运动，通过调整负重或自重的强度，以达到无氧运动的状态（局部组织供氧不足），局部组织可能因乳酸堆积而产生疼痛，一般借助阻力仪或自由负重来进行；除借助机械器材外，自由负重如俯卧撑、平板支撑、深蹲、仰卧屈膝后蹲等可不受场地与器材的限制。

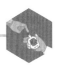

由于每种运动消耗的能量不一样，因而相同时间内运动种类不同，所消耗的能量也不一样。我们通常用代谢当量（MET，梅托）或热量（千卡/小时）来计算运动消耗的能量。由于代谢当量的计算考虑到了自身的体重因素，因而相对用热卡计算每种运动的能量消耗，其更为精准，两者之间的关系可用如下公式换算：

$$1\text{MET} = 1\frac{\text{kcal}}{\text{kg}\cdot\text{h}} = 4.184\frac{\text{kJ}}{\text{kg}\cdot\text{h}}$$

常见运动的每小时消耗的热量和代谢当量如表 6-1 所示，其他各种运动的耗能可进入"德教瘦"体重管理软件查询。

表 6-1 运动消耗热量和代谢当量

运动项目	消耗热量（千卡/小时）
坐着	100
站着	140
做家务	150～250
散步	210
慢游泳	300
中等速度行走	300
打羽毛球	350
跳舞	350
中等速度骑自行车	660

如何运动更安全、有效并能坚持下去

运动其实是很有讲究的，尤其对于糖尿病患者，来一场说走就走的运动是不可取的。运动前首先应该对自己进行评估，看自己适合什么样的运动。评估的内容有哪些呢？

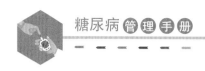

▎看自己是否患有运动治疗的绝对禁忌证

有以下情况的糖尿病患者是不适合运动治疗的：糖尿病酮症酸中毒者、空腹血糖＞16.7 mmol/L 者、增殖性视网膜病变者、合并或并发严重肾病者（血肌酐＞1.768 mmol/L）、严重心脑血管疾病者（不稳定型心绞痛、严重心律失常、一过性脑缺血发作）、合并急性感染者，合并以上疾病是运动治疗的绝对禁忌证。

▎看自己是否患有运动治疗的相对禁忌证

有以下情况的糖尿病患者必须选择适合自己的运动方式并降低运动强度，减少运动时间：未控制的高血压、未治疗的糖尿病非增殖性视网膜病变、自主神经损伤、周围神经损伤、足部溃疡、夏科氏足等。由于合并以上疾病人群的病情轻重不一，运动前最好请专业的医生或康复治疗师进行评估。

▎评估完成后，我们就可以做自己的运动规划了

如果你自己不想花时间做自己的运动规划，还可以去医院的内分泌科或康复科，让糖尿病教育护士或康复科医生来帮你制订自己的运动处方。

运动规划要包含 4 个方面的主要内容和必须遵循的法则：运动频率（Frequency）、运动强度（Intensity）、运动时间（Time）、运动种类（Type），根据它们英文单词的首字母，简称为 FITT 法则。

运动频率（F）是指每周运动的次数。2 型糖尿病患者每周至少运动 3 次或隔天 1 次，最好每天进行适量的运动。从增加日常身体活动量开始，建立和培养运动习惯，以保障运动处方持续、有效地实施。

运动强度（I）是运动处方的核心。有氧运动的运动强度可用最大耗氧量、最大心率、代谢当量（MET）来表示，也可根据运动时的自觉疲劳程度来判断；抗阻运动的运动强度可以用一次重复的最大量（1-RM）表示。其中最大耗氧量评估法最为精准，但需要专业的仪器来测定；而最大心率评估法既可以自我测算，也可依靠戴运动手环来计算；呼吸语言简易评估法方便，无须任何仪器，靠自我感觉就行，但精准性稍差。各种运动强度的评估方法见表6-2。

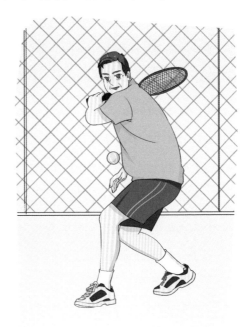

表 6-2　各种运动强度的评估方法

运动强度评估方法	评估方法	强度	症状或指标值
最大耗氧量（VO_2 max）评估法	专业仪器	低	小于 40% VO_2 max
		中	40% ～ 60% VO_2 max
		高	大于或等于 60% VO_2 max
最大心率评估法	220– 年龄	低	40 ～ 60%
		中	61% ～ 70%
		高	70% ～ 85%；如果大于 85% 则是极高
呼吸语言简易评估法	自我感觉	低	呼吸稍快，能轻松说出完整的语句
		中	呼吸急促，说短句，不能自由轻松对话
		高	呼吸费力，只能说一两个字甚至无法发声

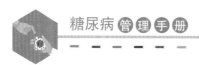
运动时间（T）可以根据不同的运动方式和强度来确定。至少要保证每天半小时的有氧运动；对于体质较弱的人员，可以从 10 分钟开始慢慢增加时间，不容许连续 48 小时不锻炼。

运动种类（T）按照指南，每周至少保证 150 分钟中等强度的有氧运动时间。对于运动达人，可以把运动强度相应提高，如果能保持 10 千米 /小时以上的跑步，则每天 15 分钟就可达到目标。

一个好的运动规划，FITT 4 个方面的内容缺一不可。如何针对自身特点（如血糖水平、心肺功能、关节健康、年龄、体重）制订个性化的运动方案，对血糖的控制尤为重要，也绝非一件易事，可以找专业医生寻求帮助。为了平稳控制血糖，不同类型的运动常交替搭配，每种运动的时间也存在个体化差异。

为了保证运动过程中及运动后的安全，除了运动前的评估外，还有一些需要注意的地方。

对于轻度运动，要注意随时补充水分；对于中度及以上尤其是高强度的运动，一定要注意补充水和盐。

对于糖尿病孕妇患者，在保证胎儿安全的情况下，也需要适度运动。但要避免突然进入温差大的场所运动，必须使身体缓慢升温或者降温；运动强度不应使孕妇感觉到疲劳、大量出汗或急剧升温。孕妇应进行相对柔和的肌肉拉伸，避免突然改变运动体位或强度。

运动前后，尤其是抗阻运动、高强度运动前后，分别要进行一系列准备动作和放松动作，避免运动损伤。

短暂的运动很容易做到，长期的坚持必须要有足够的恒心。首先必须全面了解运动为身体（尤其是有效运动达到血糖控制）带来的好处，

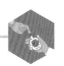

树立必须天天锻
炼的坚强意志；
邀请身边有运动
意愿的亲朋好友
加入，有条件的
可建立微信或 QQ
群，共同制订运
动方案，互相监
督实施，甚至可

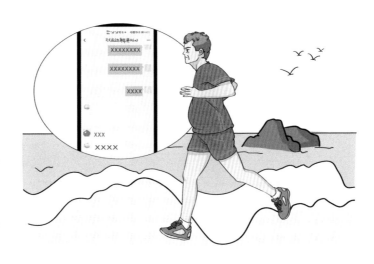

制订严格的退出机制与奖惩措施，更有利于方案的实施与运动目标的实现；很多智能手机也有附带的运动 APP 或微信运动小程序，善用这种 APP 或小程序也可增加运动的自觉性。运动手环在短期内更有助于促进患者运动行为的养成，在中长期观察中具有更积极的综合干预效果。

如何衡量运动效果

运动在我身上到底有没有效果？这是很多人常问的一个问题。其实，坚持运动肯定有效果的，这一点毋庸置疑，尤其对于久坐的人群，哪怕是站起来伸个懒腰，也是对身体有好处的。但不要天天思考着"我今天或这几天的运动是否产生了效果"，每天去称量自己体重，甚至一天去称几次体重，这完全是没必要且不科学的，很多人连续运动了几天甚至半个月，一测体重没变化甚至略有增加，就开始心灰意冷，认为运动没效果，于是心理上产生很多不良情绪，忽略了运动计划，导致运动不能坚持，甚至形成"眼见为实"的"运动无益"错误思想而放弃运动，这就得不偿失了。

那么，如何科学地看待运动效果呢？

（1）不能以体重减轻与否论英雄。在开始运动的半个月内，由于运动使局部组织充血水肿，有时体重还会有轻微增加；同时，运动增加肌肉中葡萄糖的利用，也会使肌纤维增多，虽然脂肪可能减少了，但肌肉增多可能会导致体重没有明显变化；如果通过更精密的人体成分分析仪就会发现，对人体有害的内脏脂肪减少了；要想达到减重效果，运动与饮食控制最好同时进行。

（2）对于每次运动，要达到专业医生指导设定的最小强度和时间，才能保证运动达到预期效果；在个人感觉可以耐受的情况下，可以逐步增加运动强度和时间，在保证强度和时间后，运动效果自然就会显现。

（3）运动对血糖的控制是可以在短期内见到效果的，因而对于糖尿病患者，血糖的监测可以说是评估运动效果的较好指标。而测量糖化血红蛋白、糖化血清蛋白等则可以评价前一段时间内的运动效果。

（4）运动6个月以上人群，可以通过分析皮下脂肪、内脏脂肪、肌间隙脂肪的分布来检测运动效果。

通过分析皮下脂肪、内脏脂肪、肌间隙脂肪的分布来检测运动效果

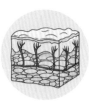

皮下脂肪

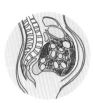

内脏脂肪

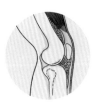

肌间隙脂肪

（5）血液生化指标和影像学指标的改善也可作为评

估中长期运动效果的指标，如血脂水平、胰岛素抵抗指数、内脏脂肪沉积等。

青少年运动也要年轻化

对于青少年糖尿病患者，运动也是必不可少的。所有儿童青少年都应积极运动，包括 1 型糖尿病、2 型糖尿病或者糖尿病前期儿童青少年，都能从运动中获益。1 型糖尿病儿童青少年获益尤其明显，可以有效改善生活质量。

相比成年人，青少年运动量要更大。有很多年轻的 1 型糖尿病患者，觉得自己身体偏瘦，不需要运动，其实这是误区。对于 1 型糖尿病、2 型糖尿病或者糖尿病前期儿童青少年，尤其是 2 型糖尿病青少年，运动强度和运动时间都要高于成年人，每天至少要进行 60 分钟以上中高强度的有氧运动，且每周不少于 300 分钟；同时，每周至少保持 3 次的高强度抗阻运动，以改善肌力，提高骨强度。

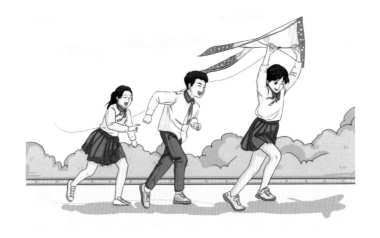

针对儿童青少年（建议可以根据喜好）建议选择如下刺激肌肉与骨骼的锻炼方式：①对抗性球类运动：网球、篮球、足球、排球等；②局部肌肉力量训练：深蹲、硬拉背部、负重弓箭步走、俯卧撑、哑铃操；③局部骨骼力量训练：单腿跳、双腿跳、跳绳、跳舞等各种跳跃训练。

什么时间运动最好

运动时间点的把握也很重要，尤其是糖尿病患者，不同时间点的运动对血糖的改善是不一样的。很多人会迷惑，我到底什么时候运动更合适？有人说早晨起来锻炼身体好，有人喜欢夜跑，还有人喜欢午餐后到附近公园散步。对于正常人群，在保证关节不受损的情况下，每种时间点都可运动，而且各有好处；对于糖尿病患者，运动时间选择需要更加精准，他们可能会问：是餐前好，还是餐后好？晚餐后多久运动降糖效果好？餐后半小时、1小时还是2小时？

不论运动时间是选择在早上，还是下午或晚上，每个时间点的运动都能使人获益。俗话说，一日之计在于晨。很多朋友都喜欢在每天早上这段美好且宝贵的时间

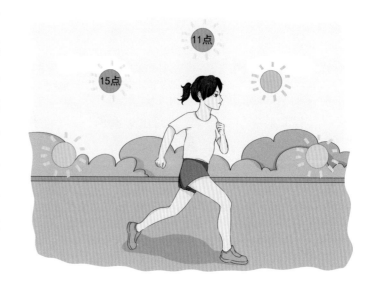

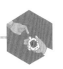

里锻炼，虽然早晨的氧气含量相对较低，但由于现代化的都市各种废气大都在白天排放，经过一个晚上的减排，早晨的空气质量反而相对较好，对于血脂升高的人群更有益。在晴朗的日子，在 11：00—15：00 的户外有氧运动不但起到了运动本身的效果，而且还可通过晒太阳（不要涂抹防晒霜）增加皮肤合成维生素 D，并可以改善身体免疫状态，对各种类型糖尿病的血糖控制和减少并发症发生都有好处。晚上空气中氧的含量相对较高，对于早上习惯晚起或因工作学习早晨无法抽出时间运动的人群，晚上运动是不错的选择；但是最好尽量将活动安排在傍晚，不建议深夜运动，因为运动时间太晚容易引起神经兴奋，影响睡眠。考虑到工作结束时间、晚饭时间和睡觉时间，一般选择在晚上七八点开始锻炼比较适宜。

晚餐后进行短时中强度运动可以改善 2 型糖尿病患者餐后高血糖及血糖波动；但对于糖尿病视网膜病变导致视力下降的人群，不要选择在晚上进行室外运动，黑暗的环境会增加意外受伤的风险。

餐后运动可以改善胰岛素抵抗；血糖达峰值前 30 分钟运动，峰值降糖效果最显著；晚餐后 1 小时运动可能对降低餐后 2 小时血糖更有利；餐后 90 分钟运动，即时降糖效果更优；餐后运动开始越晚，运动后低血糖风险越高；晚餐后运动，是导致夜间严重低血糖的重要原因；易发低血糖患者，推荐餐后 30 分钟即开始运动。

对于有氧运动，血糖的变化趋势是大约运动后 40 分钟开始逐步下降；而对于混合有氧运动，25 ～ 50 分钟血糖水平会有一个小幅上扬，然后下降；对于高强度抗阻运动（无氧运动），运动后 15 ～ 20 分钟血糖会明显升高；因而，对于血糖较高尚未控制的人群，以有氧运动为主；同时，由于餐后血糖也会升高，对于血糖尤其是餐后血糖未达标的人群，混合有氧运动或者抗阻运动可选择在餐前进行。

对于结构化的运动和锻炼，我们需要有运动前的准备和时间点的选择，而对于非结构化的平时不能称为运动的"运动"，如从座位上站起伸个懒腰、走到附近去取快递或快餐、帮家人或同事起身泡一杯茶等，也可视作人体的一种"运动"，鼓励这种运动随时随地进行，对于久坐的人群，尤其获益。

对于尚没有制订运动方案的人群，建议尽快找专业人员帮助制订运动方案；同时可根据如下运动口诀"一、三、五、七"开展运动："一"代表饭后 1.0～1.5 小时运动；"三"代表运动不少于 30 分钟；"五"代表每周活动 5 次左右；"七"代表每次活动心率最好不超过 170 次 / 分。

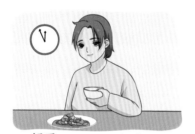

饭后 1.0～1.5 小时运动

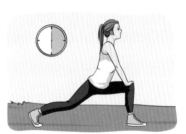

运动不少于 30 分钟

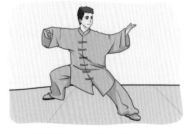

每周活动 5 次左右

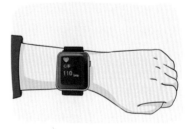

每次活动心率最好不超过170次/分

第七章
认识口服降糖药

常用的口服降糖药有哪几种

2型糖尿病患者中的少部分患者可以通过控制饮食、运动锻炼和减轻体重等方式控制病情，但大部分患者还需口服降糖药物或注射胰岛素治疗。尤其对于血糖不是特别高、相对不是特别瘦的患者，单纯服用口服降糖药就可以控制血糖。那么，各类口服降糖药到底能起到什么作用？又应该根据什么进行选择呢？

目前按药物作用机制的不同，口服降糖药主要分为双胍类、磺脲类、格列奈类、α-葡萄糖苷酶抑制剂、噻唑烷二酮类、二肽酰基肽酶Ⅳ（DDP-4）抑制剂、钠–葡萄糖共转运体2（SGLT-2）抑制剂、GLP-1RA这8大类。下面就简单介绍一下这几类药物（表7–1）。

表7–1　口服降糖药的代表药物

口服降糖药种类	具体代表药物
双胍类	二甲双胍
磺脲类	格列吡嗪、格列齐特、格列喹酮、格列本脲、格列美脲
格列奈类	瑞格列奈、那格列奈、米格列奈
α-葡萄糖苷酶抑制剂	阿卡波糖、伏格列波糖、米格列醇
噻唑烷二酮类	吡格列酮、罗格列酮
二肽酰基肽酶Ⅳ抑制剂	西格列汀、沙格列汀、维格列汀、利格列汀、阿格列汀
钠–葡萄糖共转运体2抑制剂	达格列净、恩格列净、卡格列净、依帕列净
GLP-1RA	司美格鲁肽片剂

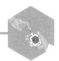

双胍类

目前广泛应用的是二甲双胍。市场上有二甲双胍片剂或者胶囊，也有缓释或者肠溶剂型。它可以抑制以"糖原"形式储存在肝脏的葡萄糖输出到外周组织和血液，改善外周组织对胰岛素的敏感性，增加外周组织对葡萄糖的摄取和利用。其最主要的不良反应是胃肠道反应，尤其是普通片剂。所以应该从小剂量开始服用再逐渐加量，最好餐时或餐后服用，减少胃肠道不适。

磺脲类

磺脲类药物根据作用时间分为短效药和长效药。短效药（如格列吡嗪、格列齐特、格列喹酮）及长效药（如格列本脲、格列美脲等），这些名字中带有"格列"的药物属于磺脲类降糖药。它们可以通过刺激胰岛 β 细胞分泌胰岛素，增加体内胰岛素水平而发挥作用。其严重的不良反应为低血糖反应，所以必须在进餐前服用，及时进餐可以有效避免低血糖。

格列奈类

瑞格列奈、那格列奈和米格列奈属于非磺脲类促胰岛素分泌药，通过刺激胰岛素早期的分泌而降低餐后血糖。其常见低血糖反应，需要餐前即刻服用。

α- 葡萄糖苷酶抑制剂

大家熟悉的阿卡波糖、伏格列波糖和米格列醇就是这一类降糖药。食物中淀粉、糊精和双糖的分解和吸收需要 α- 葡萄糖苷酶，α- 葡萄糖苷酶抑制剂就是通过抑制这个酶从而延缓碳水化合物在肠道的分解和吸收，降低餐后高血糖。其不良反应主要为胃肠道胀气，小剂量开始加量，就餐时与食物同时嚼服，可改善症状。

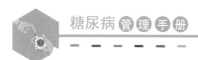

噻唑烷二酮类

吡格列酮和罗格列酮这一类药物被称为胰岛素增敏剂，它们通过增加机体组织对胰岛素的敏感性，提高机体对葡萄糖的利用，降低空腹和餐后血糖。其主要的不良反应是体重增加、水肿。此类药物服用时间与进餐无关，每日在同一时间点服用效果最佳。

二肽酰基肽酶Ⅳ抑制剂

目前包括西格列汀、沙格列汀、维格列汀、利格列汀和阿格列汀。这类药物通过抑制人体内的 "二肽酰基肽酶Ⅳ" 来起作用，该酶的作用主要是快速灭活我们体内具有降糖活性的一种激素——肠促胰素。因此DDP-4抑制剂可以增加活性肠促胰素的水平，增强胰岛素分泌，抑制具有升血糖作用的胰高血糖素的分泌，从而改善血糖控制。这类药物可以根据血糖水平智能降糖，发生低血糖的风险小。其不良反应主要有增加鼻炎、咽炎、上呼吸道与泌尿系统感染风险。该类药物服用时间也与进餐无关。

钠 – 葡萄糖共转运体 2 抑制剂

SGLT-2抑制剂（列净类）是一类相对较新的口服降糖药，通过抑制肾脏对葡萄糖的重吸收，从而使葡萄糖从尿液中的排泄增加，降低血糖水平。由于药物的作用不是直接影响胰岛素分泌和效应，单独使用不会导致低血糖，但是尿液中高水平葡萄糖可能导致泌尿生殖道感染。同时，肾功能异常的患者必须在医生指导下使用。

GLP-1RA

GLP-1RA的口服制剂（如司美格鲁肽周制剂）除了降血糖以外，还具有很好的减重作用。

目前降糖药物种类众多，根据病情选择合适的降血糖药十分必要。

需要提醒的是，无论你选择何种降糖药，健康的生活方式都是需要长期坚持的基础治疗措施。

口服降糖药联合应用的注意事项

上文简单介绍了几种常见的口服降糖药物，很多时候我们单纯用一种降糖药不能控制好血糖，那么就需要 2 种或 3 种甚至更多的降糖药物联合应用，但一般不建议超过 4 种口服降糖药物一起使用。患者在选择联合降糖方案时常常有一些困惑：什么时候要开始启动联合用药？哪些药物可以一起用？哪些药物一起用会更好？下面我们一起探讨口服降糖药联合应用时的注意事项（具体用药时请遵从医生建议）。

什么时候启动联合用药？

虽然国内外对于联合治疗的时机并没有达成一致意见，但多数认为在二甲双胍单药治疗 3 个月后糖化血红蛋白 ≥ 7% 时，或初次诊断的患者糖化血红蛋白 ≥ 9% 时，即可开始两种降糖药物联合治疗。

哪些药物可以一起用？

无论采取哪种联合治疗的方案，改变生活方式是最基础的。在选择降糖药物时，常规情况下并不建议将相同功效的药物进行联合应用，因为同一类降糖药物同时使用，治疗效果获益要低于不良反应。口服降糖药根据是否促进胰岛素分泌分为：①胰岛素促泌剂：磺脲类药物（格列吡嗪、格列齐特、格列喹酮、格列本脲、格列美脲等）、格列奈类（瑞格列奈、那格列奈等）、DPP-4 抑制剂。②其他非胰岛素促泌剂：二甲双胍、α- 葡萄糖苷酶抑制剂、噻唑烷二酮类、SGLT-2 抑制剂。也就是说，两种

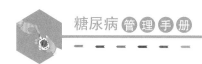
胰岛素促泌剂不适合联合应用，但胰岛素促泌剂可以与其他种类的任一种联合使用。

▌ 哪些药物一起用会更好？

在选择联合降糖方案时，我们尽可能选择作用机制互补的药物进行联合，使低血糖风险最小化，不良反应无叠加。如果没有禁忌证、并发症且能够耐受，二甲双胍是 2 型糖尿病起始治疗的首选药物，可与所有的口服降糖药联合使用。

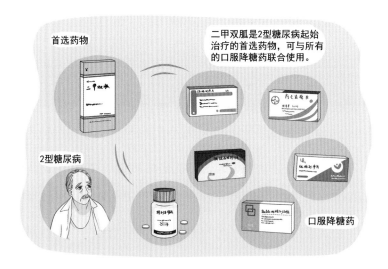

二甲双胍联合磺脲类治疗可同时改善胰岛素抵抗和胰岛素分泌不足，两者联合降糖效力强，但增加低血糖风险和体重。老年患者尤其应引起注意。该联合方案更适用于年轻、初诊、糖化血红蛋白较高、胰岛功能较好的非肥胖 2 型糖尿病患者。

二甲双胍与格列奈类联合治疗可同时控制空腹和餐后血糖，但可增加低血糖风险和体重，该联合方案较适用于饮食不规律、餐后血糖高及肾功能受损但肾小球滤过率 $\geq$ 45 mL/（min · 1.73 m^2）的 2 型糖尿病患者。

二甲双胍与噻唑烷二酮类联合治疗可使低血糖的发生风险较小，可有效改善胰岛素敏感性，但是其可能使充血性心力衰竭和骨折的发生风险增加。该联合方案适用于伴有明显胰岛素抵抗而血糖轻中度升高的2型糖尿病患者。

二甲双胍与α-葡萄糖苷酶抑制剂联合可兼顾空腹血糖和餐后血糖，减少血糖波动，减轻患者体重，低血糖风险极小，但可能会增加胃肠道不良反应。该联合方案尤其适用于餐后血糖控制差、血糖波动较大的超重或肥胖患者。

二甲双胍与DPP-4抑制剂联合兼顾空腹血糖和餐后血糖。低血糖风险小，对体重影响中性，患者胃肠道不良反应少，耐受性良好。目前已经有一些复合制剂上市，方便糖尿病患者服用。

二甲双胍联合SGLT-2抑制剂可进一步改善血糖控制、减轻体重，还可显著减少心血管事件。因此2型糖尿病且存在心血管危险因素的人群采用该联合方案获益更多。

临床常用的口服降糖药三联治疗方案主要包括二甲双胍+α-葡萄糖苷酶抑制剂+磺脲类、二甲双胍+α-葡萄糖苷酶抑制剂+DPP-4抑制剂或SGLT-2抑制剂、二甲双胍+噻唑烷二酮类+DPP-4抑制剂或SGLT-2抑制剂、二甲双胍+磺脲类+DPP-4抑制剂或SGLT-2抑制剂、二甲双胍+格列奈类+DPP-4抑制剂或SGLT-2抑制剂等。

总的来说，选择联合治疗方案时应结合患者自身的临床特点，综合考量药物的疗效、安全性、其他获益、治疗费用等因素，选择最适合患者的治疗方案，以使患者获益风险比达到最大化；同时，任何起始用药及改变用药种类之前，请一定去医院，在专业医生做出评估和指导后方可进行。

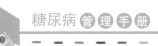
口服降糖药物的正确服用时间，你知道吗？

很多患者经常问："我这个药应该在什么时候吃？饭前、饭后还是饭中？是早上，还是晚上？"许多患者常常使用错误的服药方法。这一节我们就来说说口服降糖药物的正确服用时间。

▌双胍类

由于服用了二甲双胍可能会引起恶心、呕吐、腹痛、腹泻等胃肠道反应，所以一般建议二甲双胍在餐中或餐后立即服用。但是如果服用二甲双胍没有胃肠道反应，空腹服用二甲双胍其实也是可以的，甚至有些患者为了降空腹血糖，可以在睡前服用。

▌磺脲类药物

磺脲类药物由于容易引发低血糖，一般建议在饭前服用。根据药物的作用时间不同，服用各种药物的时间有所区别。作用时间较短的磺脲类药物包括格列吡嗪、格列喹酮和格列齐特一般建议餐前 15 ～ 30 分钟服用，而作用时间较长的格列吡嗪控释片、格列美脲和格列齐特缓释片可以餐时服用，服用后即可进食。

▌格列奈类

格列奈类包括瑞格列奈、那格列奈等由于起效快、作用时间短暂，餐前 30 分钟或进餐后给药可能引起低血糖，因此应在餐前 15 分钟内口服，通常建议餐前即刻服用。这类药物服用灵活，进餐前服用，不进餐不服药，适合吃饭不规律的人群。

α- 葡萄糖苷酶抑制剂

α- 葡萄糖苷酶抑制剂包括阿卡波糖、伏格列波糖和米格列醇，应该与第一口饭同时嚼服，这样才能延缓食物在肠道的吸收，减少碳水化合物分解为葡萄糖，达到降餐后血糖的目的。

噻唑烷二酮类、DPP-4 抑制剂、SGLT-2 抑制剂

这 3 类药物的药效与进食无关，因此服用时间比较自由，任意时间都可以，但要注意每天服用的时间点应固定。

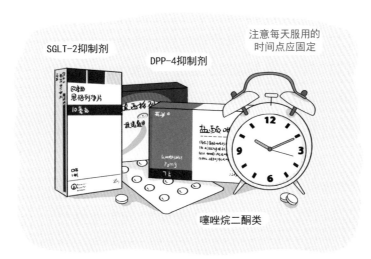

口服降糖药忘吃了，到底该怎么办

患者在长期治疗过程中，由于种种原因偶尔会出现忘吃降糖药，导致血糖波动，那这个时候是否可以随意将降糖药物补上呢？答案是否定的，如果随意补服，很容易导致低血糖的发生。那我们应该如何正确地补救呢？

▌双胍类

二甲双胍是常用的双胍类药物，其不增加胰岛素的分泌，单用时一般不会出现低血糖。如果漏服发生在餐后 2 小时内，血糖仅轻度升高，可以通过加大运动量的方式降低血糖而无须补服；如果血糖升高明显可补服；如果已经到了下一次服用二甲双胍的时间就无须再补了。

▌磺脲类药物

磺脲类药物需要根据药物的起效时间给予不同的处理。

（1）短效药物（格列吡嗪、格列喹酮、格列齐特）

这类药物需要在每餐前的半小时服用。如果餐前才想起来，补服并将吃饭的时间往后推半小时；而如果进餐时间不能改变，也可偶尔一次餐前直接应用，但要适当减少药量，这样可能会引起餐后 2 小时血糖较平时略高，但能够减少下一餐前出现低血糖的风险。如果两餐之间发现漏服，须立即测量血糖，若血糖轻微升高，可以增加活动量而不再补服；若血糖明显升高，可以当时减量补服，但不能把漏服的药物加到下一次用药时间一起服。如果已经到了下一餐前才想起，正确的处理方式是测餐前血糖。如果餐前血糖升高不明显，就依旧按照原剂量服药，漏服的无须再补，无须做任何其他改变；如果血糖升高明显，可以适当增加药物剂量或减少下一餐用餐量，使血糖尽快恢复到正常范围。

（2）长效药物（格列吡嗪控释片、格列齐特缓释片、格列美脲片）

这类药物往往要求患者于早餐前服用，一般一日只用一次，这类药因为服药次数少，可以明显减少漏服的次数。如果在午餐前想起，可以根据血糖情况，按照原来的剂量补服药物。午餐后想起，可以视情况半量补服。晚餐前或晚餐后想起，通过运动和减少晚餐量来控制血糖，无须补服，以免造成夜间低血糖。

■ 格列奈类

格列奈类（瑞格列奈、那格列奈）的作用类似短效磺脲类促泌剂，因此补服方法同短效磺脲类药物。

■ α– 葡萄糖苷酶抑制剂（阿卡波糖、伏格列波糖、米格列醇）

餐中想起，按原剂量补服。如餐后才发现漏服，无须补服。

■ 噻唑烷二酮类（吡格列酮、罗格列酮）、DPP–4 抑制剂（西格列汀、沙格列汀、维格列汀、利格列汀和阿格列汀）

发现漏服后可立即按原剂量补服。

■ SGLT–2 抑制剂（恩格列净、达格列净和卡格列净）

晚餐前发现漏服，随时按原药量补服。晚餐后不建议补服，因为本类药物有利尿作用，可通过增加运动量控制血糖。

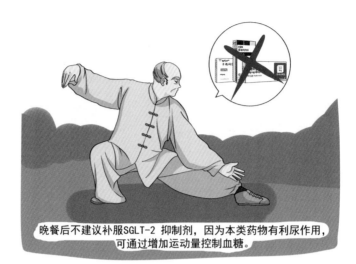

第八章
认识注射降糖药

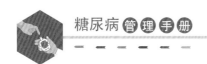
常用的注射降糖药有哪几种

想必患者已了解了常见的口服降糖药，现在让我们来认识一下注射降糖药。一提起注射降糖药，大家首先想起的便是胰岛素，这是治疗糖尿病的经典药物。迄今为止，胰岛素在糖尿病治疗药物中的地位无可撼动。近年来，还有一种新型注射降糖药即 GLP-1RA 在临床上的应用也越来越广泛。下面就简单介绍一下这两种药物。

▍胰岛素

在过去百年间，胰岛素经历了从无到有、从动物胰岛素到人胰岛素、再到胰岛素类似物 3 个阶段。胰岛素可用于治疗大多数类型的糖尿病，但是否需要胰岛素治疗主要取决于机体胰岛素的缺乏程度。胰岛素在临床上使用种类繁多，其按照作用时间长短可分为短效、中效、长效和预混胰岛素。不同种类的胰岛素注射方法不同，其注射剂量也是根据具体的血糖情况来进行调整。胰岛素的主要作用是加速血液中所吸收的葡萄糖进入肝脏、肌肉、脂肪等组织，并使其以糖原的形式贮藏起来供机体备用，从而维持血糖平稳。

▍GLP-1RA

根据作用时间的长短，GLP-1RA 可分为短效和长效制剂。短效 GLP-1RA 需每日多次皮下注射，包括艾塞那肽、贝那鲁肽等；长效 GLP-1RA 可每日 1 次或每周 1 次皮下注射，日制剂包括利拉鲁肽、洛塞那肽等，周制剂包括艾塞那肽周制剂、度拉糖肽、司美格鲁肽等。该类药物降糖疗效可靠且安全，还具有减轻体重、降低血压、调节血脂及改善心血管结局等降糖外作用，具有良好的临床应用前景。

一旦用上胰岛素，就要终身使用吗？

有些患者一谈及胰岛素就如临大敌。胰岛素真的可怕吗？让我们一同来看看。

首先，胰岛素是什么呢？胰岛素是由位于胰腺的胰岛 β 细胞合成的一种降血糖的激素。食物进入消化道，经过消化后变成葡萄糖，进入血液。β 细胞感受到葡萄糖的刺激后，大量产生胰岛素，胰岛素在血液里运输，要到肌肉、肝脏、脂肪等细胞去起作用。那么，胰岛素是如何起作用的呢？胰岛素就像打开细胞大门的钥匙，只有胰岛素这把钥匙打开了细胞大门，葡萄糖才能进入肌肉、肝脏、脂肪等细胞，被分解利用，提供身体所需的各种能量，血液里的葡萄糖浓度才能下降。因此，胰岛素对肝肾功能没有影响，也不存在成瘾性，不存在一旦使用就不能停用的情况。

糖尿病表现为血糖升高，那么所有的糖尿病都一样吗？很多患者都误以为，所有糖尿病患者都一样。其实不然，糖尿病有好几种类型，老年人容易患的是 2 型糖尿病，而儿童青少年发生的多数是 1 型糖尿病。除了 1 型糖尿病和 2 型糖尿病这两种常见的类型，还有妊娠糖尿病和特殊类型糖尿病，一共 4 种类型。1 型糖尿病是由于胰腺中的 β 细胞被破坏了，无法分泌足够的胰岛素。没有胰岛素，葡萄糖就不能进入细胞，只能滞留在血液内，导致血液中的葡萄糖浓度越来越高。而 2 型糖尿病患者刚患病时，胰腺中的 β 细胞并没有问题，而是分泌出来的胰岛素这把钥匙，没法打开大门，叫做胰岛素抵抗，所以就算分泌很多的胰岛素，葡萄糖还是不能进入细胞，血液中的胰岛素浓度越来越高，葡萄糖浓度也越来越高。

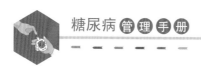

妊娠糖尿病是指妊娠期间发现的高血糖。特殊类型糖尿病包括了除 1 型糖尿病、2 型糖尿病和妊娠糖尿病以外的所有病因引起的糖尿病，比较少见。

通过以上介绍的各类型糖尿病的区别，我们就可以分析得出哪些患者需要使用胰岛素。1 型糖尿病是由于胰岛素绝对缺乏，缺什么补什么，目前只能靠补充胰岛素维持血糖平稳，且需要终身使用胰岛素，不能自行停药，以防止糖尿病酮症酸中毒等严重急性并发症的发生。妊娠糖尿病患者在孕期不推荐使用口服降糖药，因此，如果生活方式干预血糖控制不佳，需要在孕期使用胰岛素治疗，产后可以停用胰岛素。特殊类型糖尿病病因繁多，需要根据不同病因给予不同的治疗方式。而占糖尿病绝大多数的 2 型糖尿病患者，需要胰岛素治疗的情况具体如下：①新发 2 型糖尿病患者，且糖化血红蛋白≥9% 或空腹血糖≥11.1 mmol/L，同时伴明显高血糖症状，如口渴乏力、多食多尿、体重减轻、视物模糊、皮肤瘙痒等，可短期（2 周至 3 个月）应用胰岛素强化治疗，等血糖得到良好控制和症状明显缓解后，根据病情停用胰岛素，改为其他治疗方式。②不属于第 1 种情况的 2 型糖尿病患者，采用生活方式干预和口服降糖药治疗，3 个月后，若血糖未达到控制目标（糖化血红蛋白≥7%），即可开始口服降糖药和起始胰岛素的联合治疗。③合并急性并发症如高渗性高血糖状态、乳酸酸中毒、酮症酸中毒或反复发生酮症。④合并严重慢性并发症、肝肾功能不全。⑤应激情况下，如大中型手术、外伤、严重感染等。⑥营养不良，如明显消瘦、合并肺结核、肿瘤等消耗性疾病。因此，糖尿病专科医生将根据患者的具体情况来确定是否需要使用胰岛素治疗及使用的疗程长短，患者无须对胰岛素的使用心生恐惧或抵触。

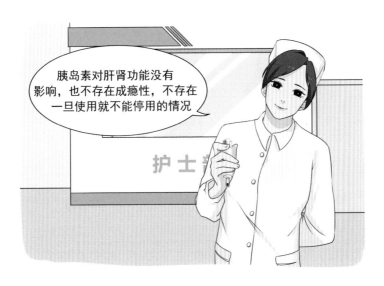

这么多种胰岛素，你分清了吗？

胰岛素是临床常用的糖尿病治疗药物，也是最有效的降糖措施之一。但是，胰岛素种类繁多，不仅非内分泌专科医生有时候会混淆，患者也总是被繁杂的种类弄得"晕头转向"。

首先，要弄清楚正常人胰岛素分泌的模式。正常人24小时持续释放低水平的胰岛素，用于维持夜间、空腹及餐前的血糖水平，称为基础胰岛素。三餐进餐后立即出现胰岛素释放的大幅度增加，用于降低餐后血糖，称为餐时胰岛素。所以基础胰岛素和餐时胰岛素对于维持全天血糖的正常同等重要。

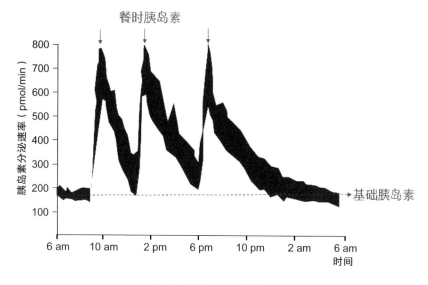

24 小时胰岛素分泌节律

胰岛素分类（表 8-1），一般有两种方法：①根据来源分类，胰岛素可分为动物胰岛素、人胰岛素和胰岛素类似物；②根据作用时间分类，人胰岛素又可分为短效、中效、长效和预混胰岛素。胰岛素类似物分为速效、长效和预混胰岛素类似物。

短效胰岛素和速效胰岛素起效快，持续时间短，可作为餐时胰岛素，灵活运用于餐后血糖高的患者，1～3 次/日，控制餐后高血糖。中效胰岛素一般每日注射 2 次，长效胰岛素每日注射 1 次，均用于提供基础胰岛素。现有已预先混合好的预混胰岛素制剂，常用的是含有 30%（或 50%）短效或速效和 70%（或 50%）中效的制剂，一般 1～3 次/日，使用方便，但由于比例固定，仅适用于血糖波动小且容易控制的患者。

表 8-1 常用的胰岛素及作用特点

制剂		代表药物	作用时间		
类别	名称	商品名	起效	峰值	持续
速效	门冬胰岛素	诺和锐	10～15 min	1～2 h	4～6 h
	赖脯胰岛素	优泌乐，速秀霖	10～15 min	1.0～1.5 h	4～5 h
	谷赖胰岛素	艾倍得	10～15 min	1～2 h	4～6 h
短效	普通胰岛素	万苏林 R	15～60 min	2～4 h	5～8 h
	重组人胰岛素	诺和灵 R，优泌林 R，甘舒霖 R，优思灵 R，重和林 R	15～60 min	2～4 h	5～8 h
中效	NPH	诺和灵 N，优泌林 N，甘舒霖 N，优思灵 N，重和林 N	2.5～3.0 h	5～7 h	13～16 h
长效	甘精胰岛素	来得时，长秀霖	2～3 h	无峰	长达 30 h
	地特胰岛素	诺和平	3～4 h	3～14 h	长达 24 h
	德谷胰岛素	诺和达	1 h	无峰	长达 42 h
预混	人胰岛素 30 R 人胰岛素 70/30（30% 短效胰岛素 +70% 中效胰岛素）	诺和灵 30 R，优泌林 70/30，甘舒霖 30 R，优思灵 30 R，重和林 M30	0.5 h	2～12 h	14～24 h
	人胰岛素 50 R（50% 短效胰岛素 +50% 中效胰岛素）	诺和灵 50 R，优泌林 50 R，优思灵 50 R	0.5 h	2～3 h	10～24 h
	门冬胰岛素 30（30% 门冬胰岛素 +70% 中效胰岛素）	诺和锐 30	10～20 min	1～4 h	14～24 h

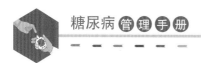

（续表）

制剂		代表药物	作用时间		
类别	名称	商品名	起效	峰值	持续
预混	门冬胰岛素 50（50% 门冬胰岛素 +50% 中效胰岛素）	诺和锐 50	10 ～ 20 min	1 ～ 4 h	16 ～ 24 h
	赖脯胰岛素 25（25% 赖脯胰岛素 +75% 中效胰岛素）	优泌乐 25，速秀霖 25	15 min	30 ～ 70 min	16 ～ 24 h
	赖脯胰岛素 50（50% 赖脯胰岛素 +50% 中效胰岛素）	优泌乐 50	15 min	30 ～ 70 min	16 ～ 24 h

胰岛素注射：细节决定成败

目前，外源性胰岛素的主要给药方式是皮下注射。对于胰岛素的注射装置，我们需要有所了解。目前注射装置分为胰岛素注射笔、胰岛素专用注射器、胰岛素泵和无针注射器。它们各有优缺点。

胰岛素注射笔的优点即是注射笔上标有刻度，剂量更加精确；可以免去烦琐的胰岛素抽取过程，携带及使用方便；针头细小，减轻注射疼痛。缺点是当使用不同类型的胰岛素时，不能自由配比，除非使用预混胰岛素，否则需分次注射。

胰岛素专用注射器的优点是价格便宜，能够按需混合胰岛素；缺点是使用时需抽取胰岛素，携带和注射较为不便。

胰岛素泵的优点是可以模拟人体胰岛素的生理性分泌，在有效降低血糖的同时，减少夜间低血糖的发生；操作简便，生活自由度大，尤其适合生活不规律者；缺点是价格较为昂贵，需要 24 小时佩戴，时感不便，对使用者要求较高，如要求患者能够进行自我血糖监测，有良好的生活自理能力和控制血糖的主动性，有一定的文化知识、理解能力和经济能力。

无针注射器的优点是药液分布广，扩散快，吸收快且均匀，可消除针头注射引起的疼痛和恐惧感；缺点是价格较高，拆洗安装过程较为复杂，且瘦弱者常可造成皮肤青肿。因此，我们可以根据个人生活方式及需求选择胰岛素注射器。

大家都知道，胰岛素可以在多个部位进行注射。那么，哪些部位合适呢？答案是腹部、大腿外侧、上臂外侧和臀部外上侧，患者可根据下图中标识的部位来寻找自己身上的注射部位。

腹部边界：耻骨联合以上约 1 cm，最低肋缘以下约 1 cm，脐周 2.5 cm 以外的双侧腹部。在腹部，应避免在以脐部为圆心、半径 1 cm 的圆形区域内注射。双侧大腿前外侧的上 1/3；双侧臀部外上侧；上臂外侧的中 1/3。

不同时效胰岛素注射的最佳部位略有差异，速效和短效胰岛素适合在腹部即肚皮上注射，中效和长效胰岛素则适合在大腿或者臀部进行注射。对大腿部位皮下脂肪较少的儿童来说，臀部比较适合注射中效和长效胰岛素。当然，臀部也可以用来注射速效及短效胰岛素。对于怀孕的女性而言，当腹部变大紧绷，臀部也可能是比较好的注射部位。

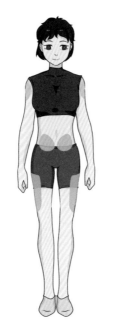
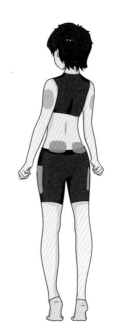

指南推荐的胰岛素注射部位
[引自《中国糖尿病药物注射技术指南（2016 年版）》]

注射胰岛素后产生局部硬结和皮下脂肪增生是胰岛素注射治疗的常见并发症之一，注射部位的轮换是有效的预防方法，这种轮换包括不同注射部位之间的轮换和同一注射部位内的轮换。将注射部位分为 4 个区域（大腿或臀部可等分为 2 个区域），每周使用一个区域并始终按顺时针方向轮换，称为大轮换。在任何一个区域内注射时，连续 2 次注射应间隔至少 1 个成年人手指的宽度进行轮换，以避免重复组织创伤，称为小轮换。由于注射部位不同，胰岛素吸收速率不同，必须严格遵守"每天同一时间点，注射同一部位""每天不同时间点，注射不同部位""左右轮换"的规则。一旦发现注射部位有疼痛、凹陷、硬结的现象出现，应立即停止在该部位注射，直至症状消失。

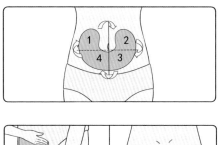

注射部位
轮换方案

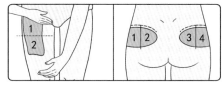

胰岛素注射部位的轮换方案：数字表示可供轮换的不同区域
[引自《中国糖尿病药物注射技术指南（2016 年版）》]

　　注射前，为保证药液通畅并排除空气，可旋转 1 个单位，推按注射笔按钮，确保至少 1 滴药液挂在针尖上。注射前要检查注射部位，应用酒精消毒注射部位，再判断是否需要捏皮。胰岛素应该要注入皮下脂肪层，而不是注入肌肉。使用较短（4 mm 或 5 mm）的针头时，大部分患者无须捏起皮肤，并可 90° 进针。使用较长（≥ 6 mm）的针头时，需要捏皮和（或）45° 进针以降低肌内注射风险。具体捏皮方式见下图。注射笔用针头垂直完全刺入皮肤后，才能触碰拇指按钮。之后，应沿注射笔轴心按压拇指按钮，不能倾斜按压。使用胰岛素笔注射在完全按下拇指按钮后，应在拔出针头前至少停留 10 秒，从而确保药物全部被注入体内，同时防止药液渗漏，当药物剂量较大时，有必要超过 10 秒。所有胰岛素注射笔针头都只能使用 1 次，在完成注射后应立即卸下，套上外针帽后废弃，而不应留置在胰岛素笔上。这样可避免空气（或其他污染物）进入笔芯或笔芯内药液外溢，进而影响注射剂量的准确性，有助于平稳控制血糖，并可以减少医疗费用。为了防止传染性疾病的传播，不能共用胰岛素笔、笔芯及药瓶，须1人1笔。

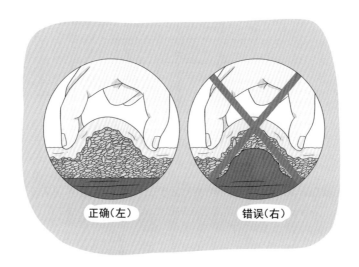

正确（左）　　　　错误（右）

胰岛素注射时正确（左）和错误（右）的捏皮方式
[引自《中国糖尿病药物注射技术指南（2016 年版）》]

胰岛素的混匀：中效胰岛素 NPH 和预混胰岛素为云雾状的混悬液，在注射前须摇晃混匀，若混匀不充分易造成胰岛素注射浓度不稳定，导致吸收不稳定，不利于血糖的平稳控制。翻转是指将注射笔或笔芯上下充分颠倒，滚动是指在手掌之间的水平旋转。具体方法是在室温下 5 秒内双手水平滚动胰岛素笔芯 10 次，然后 10 秒内上下翻转 10 次，每次滚动和翻转后，肉眼检查确认胰岛素混悬液是否充分混匀，如果笔芯中仍然有晶状物存在，则重复上述操作，避免剧烈摇晃。

胰岛素的贮存：未开封的胰岛素（包括瓶装胰岛素、胰岛素笔芯和胰岛素预充注射笔）应储藏在 2 ～ 8 ℃的环境中，避免冷冻和阳光直射，防止反复震荡。已开封的瓶装胰岛素或胰岛素笔芯可在室温下保存，保存期为开启后 1 个月内，且不能超过保质期。

胰岛素是把"双刃剑"

胰岛素是人体内胰岛产生的激素，是体内唯一降低血糖的激素。使用外源性胰岛素来治疗糖尿病是医学上的一大进步。很多人可能会想，胰岛素既然是人体内就已经存在的激素，那么是不是百利无一害呢？答案是否定的，使用胰岛素也可能出现以下缺点。

▌ 低血糖

使用外源性胰岛素最常见的不良反应就是低血糖。大家都知道，胰岛素可以用来降低血糖，那么不难理解的是，如果外源性胰岛素剂量过大，会导致低血糖的发作。低血糖症是指有典型低血糖症状且血糖≤3.9 mmol/L，典型症状包括冷汗、饥饿、头痛、恶心、眩晕、心悸、手抖、乏力，严重者可有昏迷，甚至有生命危险。因此，需要及时纠正低血糖。具体方法如下：怀疑低血糖时，应该立即测血糖，明确血糖是否≤3.9 mmol/L，如果无法测定就按低血糖处理。如果患者意识清楚，立即口服 15 ～ 20 g 糖类食品，如糖水、果汁、水果糖、饼干等，并且静坐或静卧休息；在吃完含糖量高的食物 15 分钟后，再次测量血糖，如果血糖还低的话，应当再次进食。如果低血糖的症状已经消失，但是距离下一餐的时间超过 1 小时以上，可以吃一些含淀粉或蛋白质的食物，如一片面包、一个馒头、5 ～ 6 块低脂甜饼干、一杯低脂牛奶等；如果患者已经出现意识障碍或者晕倒，应该立即拨打急救电话或送就近医

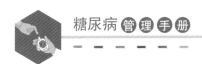
疗机构救治。给予 50% 葡萄糖液 20 ～ 40 mL 静脉注射，或胰高血糖素 0.5 ～ 1.0 mg 肌内注射。之后每 15 分钟监测血糖 1 次。经过以上处理，若血糖 ≤ 3.9 mmol/L，再给予葡萄糖口服或静脉注射；若血糖 > 3.9 mmol/L，但距离下一次就餐时间在 1 小时以上，给予含淀粉或蛋白质食物；若血糖仍 ≤ 3.0 mmol/L，继续给予 50% 葡萄糖 60 mL 静脉注射。

▌过敏反应

局部过敏反应为少见的不良反应。胰岛素治疗时，可能会发生注射点局部的过敏反应（如红、肿和瘙痒）。上述反应通常为暂时性的，在继续治疗的过程中会自行消失。

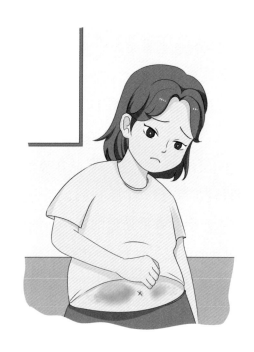

全身性过敏反应非常罕见。全身性过敏反应的症状包括全身性的皮疹、瘙痒、出汗、胃肠道不适、血管神经性水肿、呼吸困难、心悸和血压下降。全身性过敏反应有可能危及生命。

▌神经系统异常

周围神经系统病变为罕见的不良反应。快速改善血糖水平控制可能发生急性痛性神经病变，可出现手足烧灼样疼痛、感觉异常和触痛，这种症状通常是可逆的。

▌视觉异常

屈光不正为少见的不良反应。胰岛素治疗的初始阶段，可能会出现屈光不正，表现为视物不清。这种现象通常为一过性的。

糖尿病性视网膜病变为少见的不良反应。长期进行血糖水平控制可降低患者糖尿病性视网膜病变的风险。但是，强化胰岛素治疗而突然改善血糖水平控制可能发生暂时性的糖尿病视网膜病变恶化。

▍皮肤和皮下组织异常

皮下脂肪增生为比较常见的不良反应。许多糖尿病患者长期注射胰岛素后，注射部位的皮下组织出现增厚的"橡皮样"改变，质地硬，或呈瘢痕样改变，这些病变称为皮下脂肪增生。脂肪增生为脂肪细胞增大和脂肪组织肿胀和（或）硬结。有些病变不易被肉眼观察到，因此需要用手触摸。在脂肪增生部位注射胰岛素，会使胰岛素吸收缓慢，胰岛素吸收波动性增大，胰岛素峰值水平降低，血糖控制效果下降。若患者的注射部位由正常组织变为脂肪增生部位，通常会出现血糖升高，波动性增加及不稳定。当注射部位由脂肪增生变为正常组织时，如不降低剂量患者则会有低血糖风险。以下方法可防止皮下脂肪增生：停止在皮下脂肪增生部位注射可减少皮下脂肪增生的产生，皮下脂肪增生一般会在停止胰岛素注射不久后消退。轮换注射部位并避免重复使用针头3个月后，90%的脂肪增生病变可消退且检测不到。

脂肪萎缩为少见的不良反应。脂肪萎缩是由胰岛素结晶引发的机体对脂肪细胞产生的局部免疫反应。这一情况通常是在相同位点多次注射，未在注射区域内适当轮换注射点和针头重复使用所致，可能随时间而消退。当在脂肪萎缩部位注射时，胰岛素的吸收波动性增大。建议改变胰岛素剂型、改变注射部位或换成胰岛素泵。

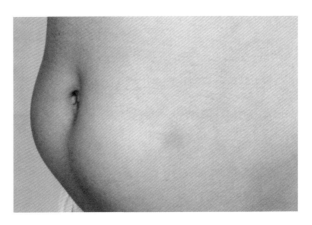

胰岛素注射后皮下脂肪增生

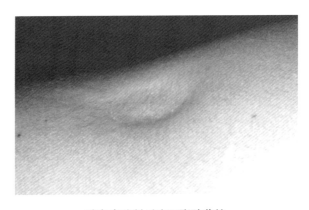

胰岛素注射后皮下脂肪萎缩

疼痛

疼痛是使用胰岛素注射最常引起的不适。多数胰岛素注射是无痛的，极少会发生锐痛。患者注射的疼痛感与 3 个关键因素有关：针头长度、针头直径及患者的情绪，发生疼痛的原因还有针尖触及肌肉或筋膜、捏皮导致皮肤夹得过紧、重复使用针头。若患者在注射时偶然感受到锐痛，应确认是否由于针触碰到了神经末梢，这种情况是随机的，并且无害。减轻注射疼痛的方法包括：室温保存正在使用的胰岛素；如果使用酒精对注射部位进行消毒，应于酒精彻底挥发后注射；避免在体毛根部注射；针头刺入皮肤应平滑前进，而非猛戳；注射的胰岛素剂量较大会造成疼痛，这时可拆分胰岛素剂量或提高胰岛素浓度。

胰岛素抗体

胰岛素注射还可能使体内产生胰岛素抗体。注射的胰岛素属于外来物质，身体会识别外来物质产生抗体，动物胰岛素很容易让身体产生胰岛素抗体，人胰岛素及胰岛素类似物产生的情况比较少见。在注射完胰岛素之后，产生的胰岛素抗体会和体内大量的游离胰岛素结合起来，降低胰岛素的治疗效果。夜间时体内的游离胰岛素变少了，抗体就会释放出胰岛素，这个时候就可能会造成持续的低血糖。这种情况的出现，就使我们难以控制胰岛素的剂量。如果出现难以解释的高血糖和低血糖交替情况，请及时就医。

调整胰岛素剂量不能一步到位

很多使用胰岛素的患者对于胰岛素的调整依赖住院期间在医生的指导下进行。但是由于我们日常生活方式的不同，如每日进食量和运动量的不同，胰岛素的使用剂量绝不是一成不变；对于胰岛素剂量的调整，也很难做到一步到位。胰岛素剂量的调整对于使用胰岛素的患者来说，需要有耐心。刚开始使用胰岛素时，应在医生的指导下给予胰岛素治疗的起始方案，之后就需要根据血糖监测的结果和生活规律，自己摸索胰岛素调整的规律，学习如何调整胰岛素剂量，达到在家根据个人每日不同的情况而将血糖控制平稳的目的。

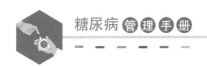

首先要知道胰岛素治疗的主要方案。

预混胰岛素

预混胰岛素包括预混人胰岛素和预混胰岛素类似物。根据血糖水平，可选择 1～2 次／日的注射方案。当糖化血红蛋白比较高时，使用 2 次／日注射方案。

每日 1 次预混胰岛素：起始的胰岛素剂量一般为 0.2 U/d 每千克体重，晚餐前注射。根据患者空腹血糖水平调整胰岛素用量，通常每 3～5 日调整 1 次。例如，如果空腹血糖控制目标为 4.4～7.0 mmol/L，若空腹血糖超过 7 mmol/L，每次增加晚餐前预混胰岛素 1～4 U，3～5 日调整 1 次，直至空腹血糖达标；若空腹血糖低于 4.4 mmol/L，每次减少晚餐前预混胰岛素 1～4 U，3～5 日调整 1 次，直至空腹血糖达标。

每日 2 次预混胰岛素：起始的胰岛素剂量一般为 0.2～0.4 U/d 每千克体重，按 1∶1 的比例分配到早餐前和晚餐前。根据早餐后和中餐后血糖调整早餐前的胰岛素用量，根据晚餐后和空腹血糖调整晚餐前的胰岛素用量，每 3～5 日调整 1 次。例如，如果空腹血糖控制目标为 4.4～7.0 mmol/L，餐后血糖控制目标为 6～10 mmol/L，若早餐后及中餐后血糖超过 10 mmol/L，每次增加早餐前预混胰岛素 1～4 U，3～5 日调整 1 次，直至早餐后及中餐后血糖达标；若早餐后及中餐后血糖低于 6 mmol/L，每次减少早餐前预混胰岛素 1～4 U，3～5 日调整 1 次，直至早餐后及中餐后血糖达标。若晚餐后血糖超过 10 mmol/L，空腹血糖超过 7 mmol/L，每次增加晚餐前预混胰岛素 1～4 U，3～5 日调整 1 次，直至晚餐后及空腹血糖达标；若晚餐后血糖低于 6 mmol/L 或空腹血糖低于 4.4 mmol/L，每次减少晚餐前预混胰岛素 1～4 U，3～5 日调整 1 次，直至晚餐后及空腹血糖达标。

基础胰岛素＋口服降糖药

基础胰岛素包括中效人胰岛素和长效胰岛素类似物。当仅使用基础胰岛素治疗时，可保留原有各种口服降糖药物，不必停用胰岛素促泌剂。

基础＋餐时胰岛素

餐时胰岛素包括速效胰岛素类似物和短效人胰岛素。根据餐后血糖的情况，可在基础胰岛素的基础上加用餐时胰岛素每日 1～3 次，如果三餐前都加用餐时胰岛素，就是我们常说的"三短一长"。血糖监测方案需每周至少 3 日，每日 3～4 次血糖监测。

上述"基础胰岛素＋口服降糖药"和"基础＋餐时胰岛素"方案中，基础胰岛素的剂量通常是根据空腹血糖水平来调整，每 3～5 日调整 1 次。例如，如果空腹血糖控制目标为 4.4～7.0 mmol/L，若空腹血糖超过 7 mmol/L，每次增加长效胰岛素 1～4 U，3～5 日调整 1 次，直至空腹血糖达标；若空腹血糖低于 4.4 mmol/L，每次减少长效胰岛素 1～4 U，3～5 日调整 1 次，直至空腹血糖达标。餐前胰岛素的剂量主要是根据餐后 2 小时的血糖来进行调整，每 3～5 日调整 1 次。同时还要结合饮食及运动情况，有时为了避免低血糖的发生，还要将下一餐的餐前血糖考虑在内。例如，如果餐后血糖控制目标为 6～10 mmol/L，若餐后血糖超过 10 mmol/L，每次增加该餐前餐时胰岛素 1～4 U，3～5 日调整 1 次，直至餐后血糖达标；若餐后血糖低于 6 mmol/L，每次减少该餐前餐时胰岛素 1～4 U，3～5 日调整 1 次，直至餐后血糖达标。

对于使用"三短一长"并仅使用餐时胰岛素控制餐后血糖的患者，在进食或加餐时灵活地调整餐时胰岛素的用量，使餐后血糖控制平稳，尤为重要。那么，怎么根据进餐的种类和数量相应地给予餐时胰岛素呢？有一

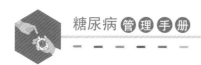
个简便实用的方法。由于中国居民的饮食结构是以碳水化合物（包括米饭、面条等）为主，因此，根据碳水化合物系数来计算胰岛素剂量相对准确可靠。碳水化合物系数是指体内每单位胰岛素所对应碳水化合物克数。具体计算方法如下：使用速效胰岛素的患者：碳水化合物系数 = 500/ 全天胰岛素用量；使用短效胰岛素的患者：碳水化合物系数 = 450/ 全天胰岛素用量。注意：只有在患者的血糖已基本稳定并控制在目标值以内时，所用的胰岛素总量才是准确可靠的。因此，计算进餐时应注射的胰岛素剂量 = 食物中的碳水化合物总量（g）÷ 碳水化合物系数。

案例一：小王诊断为 1 型糖尿病 5 年，目前使用三短一长方案（速效 + 长效）控制血糖，血糖控制满意。目前全天胰岛素用量为 40 IU。今日下午准备进食约 150 g 苹果一个，他应该注射多少胰岛素？

解答：首先计算小王的碳水化合物系数 = 500/40=12.5；查阅苹果的碳水化合物含量（可上网查或使用"碳水计数"小程序、"薄荷营养师"App）：100 g 苹果含有碳水化合物 12.3 g，故 150 g 苹果含碳水化合物 18.45 g；小王应注射速效胰岛素 = 18.45/12.5= 1.48 IU，约 1.5 IU。

案例二：小王今日早餐打算进食白面包 100 g，煎鸡蛋 80 g，牛奶 250 g，应注射多少剂量的胰岛素？

解答：案例一已计算小王的碳水化合物系数为 12.5；查阅白面包的碳水化合物含量：100 g 含碳水化合物 49 g；鸡蛋 0.34/100 g（可忽略），牛奶 5/100 g。因此小王早餐共进食碳水化合物约 49+12.5=61.5 g；小王应注射速效胰岛素 = 61.5/12.5= 4.9 IU，约 5 IU。

令所有糖尿病患者困惑的问题还有如何计算高血糖所需的胰岛素用量。此时，我们应该计算胰岛素敏感系数，胰岛素敏感系数即 1 IU 的胰岛素可以降低的血糖值（mmol/L）。如果使用速效胰岛素，胰岛素敏感系数 = 1800/（全天胰岛素量 ×18）=100/ 全天胰岛素量；如果使用短效胰岛素，胰岛素敏感系数 = 1500/（全天胰岛素量 ×18）= 83/ 全天胰岛素量。注意：只有在患者的血糖已基本稳定并控制在目标值以内时，全天的胰岛素总量才准确可靠。

如何纠正高血糖？胰岛素追加量 =（实际血糖 – 理想血糖）/胰岛素敏感系数。

案例三：小王诊断为 1 型糖尿病 5 年，目前使用三短一长方案（速效 + 长效）控制血糖，血糖控制满意。目前全天胰岛素用量为 50 IU。餐前的理想血糖为 7 mmol/L，今日午餐前测得血糖 9 mmol/L，小王应如何纠正高血糖？

解答：首先计算胰岛素敏感系数 = 100/50= 2；小王的胰岛素追加量 =（9–7）/2=1 IU，即小王需多注射 1 IU 胰岛素以纠正高血糖。

案例四：小王的餐前理想血糖为 7 mmol/L，今日午餐前测得血糖 5 mmol/L，小王应如何避免出现餐后低血糖？

解答：首先同样计算胰岛素敏感系数 = 100/50=2，小王的胰岛素追加量 =（5–7）/2= –1 IU，即小王应少注射 1 IU 胰岛素以避免低血糖。

案例五：小王的餐后理想血糖为 10 mmol/L，今日晚餐后测得血糖 16 mmol/L，小王应追加多少单位胰岛素来降低血糖至理想水平？

解答：首先同样计算胰岛素敏感系数 = 100/50=2，追加剂量 =（16–10）/2=3 IU，即小王应追加 3 IU 胰岛素。

最后，在调整胰岛素时，需要注意 3 点：①一定要在饮食、运动及情绪保持相对稳定的前提下调整胰岛素的剂量；②两次调整的间隔时间不

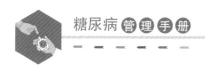
宜太短，一般 3～5 日调整 1 次，每次调整幅度不宜过大，以防出现严重低血糖或造成血糖大幅波动；③当出现高血糖或低血糖时，一定要注意排查并去除导致其他影响血糖水平的因素（如药物因素、睡眠因素、感染因素等），不要只想着调整胰岛素的用量。

一药多靶——GLP-1RA

2 型糖尿病发病的罪魁祸首一直尚未查明，近年来导致糖尿病高血糖的"八个元凶"即"八重奏"理论被学界广泛认可：2 型糖尿病是由 8 种主要病理生理缺陷导致的以慢性高血糖为表现特征的疾病。病理生理缺陷是"因"，高血糖是"果"。如果治疗方案仅着眼于解决"果"，而不是纠正"因"，也就是治标不治本，难以实现血糖控制达标的目的。那么，有什么办法能纠正 2 型糖尿病的"因"吗？

答案是肯定的。胰高血糖素样肽 -1 受体激动剂（GLP-1RA）属于肠促胰素（从肠道分泌的可刺激胰岛素分泌的物质统称）类药物。这一类药物具有多重作用机制，可同时纠正引发糖尿病的 6 大病理生理缺陷：①纠正胰岛素分泌减少：葡萄糖依赖性促胰岛素分泌，同时通过促进胰岛 β 细胞再生、抑制胰岛 β 细胞凋亡、增加胰岛 β 细胞胰岛素敏感性而改善胰岛 β 细胞功能；②纠正胰高糖素分泌增多：葡萄糖依赖性调节胰岛 α 细胞的胰高糖素分泌；③纠正肝糖生成增加：抑制肝糖原输出；④纠正肠促胰素功能受损：补充外源性肠促胰素受体激动剂；⑤纠正骨骼肌葡萄糖摄取减少：增加骨骼肌葡萄糖摄取；⑥纠正神经递质紊乱。因此，这一类药物可从病因上有效改善血糖，近年来在 2 型糖尿病治疗领域得到了越来越广泛的应用。需要降糖与减重同时作用的患者，以及单药或多种口服降糖药物及基础胰岛素治疗控制血糖效果不佳的 2 型糖尿病患者，建议联合使用GLP-1RA。

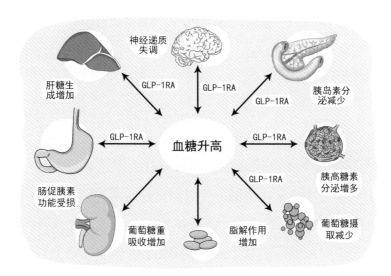

　　肥胖是造成 2 型糖尿病发病率逐年增加的重要因素。GLP-1RA 可通过延缓胃排空、抑制摄食中枢、增加能量消耗等作用，显著减轻体重和改善中心性肥胖，是目前减重效果最好的一类降糖药，因此，推荐 2 型糖尿病合并超重 / 肥胖者使用。

　　糖尿病患者是心血管疾病的高危人群，大血管并发症是糖尿病患者致残致死的主要原因。令人惊喜的是，在中国已上市的 GLP-1RA 中，利拉鲁肽、度拉糖肽、司美格鲁肽被证实具有心血管获益。因此，对于合并心血管疾病的 2 型糖尿病患者，在我国专家共识中，建议优先考虑已证实具有心血管保护证据的降糖药物。

　　目前，我国已上市的 GLP-1RA 包括司美格鲁肽、艾塞那肽、利拉鲁肽、

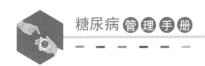

贝那鲁肽、利司那肽、度拉糖肽、艾塞那肽周制剂、洛塞那肽、司美格鲁肽。这些药物的注射剂为皮下注射，注射部位可选择大腿、腹部或上臂，具体注射频率见表8-2。

表 8-2　常见的 GLP-1RA 及具体使用频率

药物	艾塞那肽	贝那鲁肽	利司那肽	利拉鲁肽	度拉糖肽	艾塞那肽周制剂	洛塞那肽	司美格鲁肽
使用频率	每日2次	每日3次	每日1次	每日1次	每周1次	每周1次	每周1次	每周1次

这类药物的常见不良反应为胃肠道症状（如恶心、呕吐等），主要见于初始治疗时，不良反应可随治疗时间延长逐渐减轻。

GLP-1RA 禁用于以下情况：①对该类产品活性成分或任何其他辅料过敏者；②有甲状腺髓样癌病史或家族史患者；③2 型多发性内分泌肿瘤综合征（MEN2）患者。

还有哪些情况需要注意呢？①有胰腺炎病史的患者：慎用。②肝肾功能受损的患者：根据不同药物的说明调整剂量。③低血糖风险：GLP-1RA 促进胰岛 β 细胞的葡萄糖依赖性胰岛素分泌，单独使用不增加低血糖风险，但是在与一些促进胰岛素分泌的口服药物合用时应该适当减少口服药物的剂量，从而降低低血糖的发生风险。

第九章
血糖自我管理

血糖多少才算好

上一章大家学会了如何使用降糖药物，那么，血糖降到多少才算好呢？本章内容就为你揭晓答案！

首先，我们先要知道血糖的正常范围是多少，不在正常范围内的血糖是不是就是糖尿病呢？正常情况下，人的血糖正常范围如表9-1所示。

表9-1　血糖正常范围

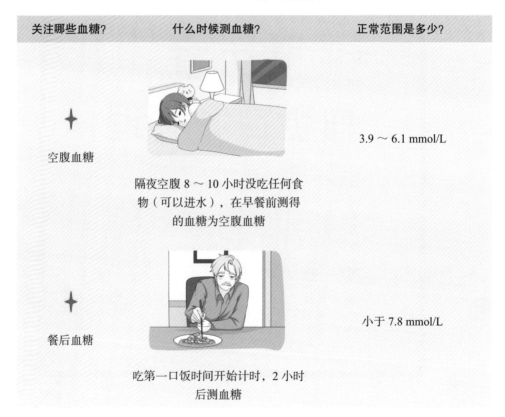

关注哪些血糖？	什么时候测血糖？	正常范围是多少？
空腹血糖	隔夜空腹8～10小时没吃任何食物（可以进水），在早餐前测得的血糖为空腹血糖	3.9～6.1 mmol/L
餐后血糖	吃第一口饭时间开始计时，2小时后测血糖	小于7.8 mmol/L

其次，血糖多少算糖尿病呢？

患者：我喝水多，小便多，体重没什么变化，早餐前测的血糖高于正常范围，是不是得了糖尿病啊？

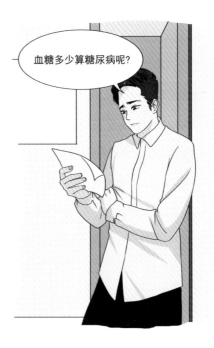

血糖多少算糖尿病呢？

医生：当出现多饮、多食、多尿和不明原因的体重减轻（"三多一少"）的症状，且空腹血糖≥ 7 mmol/L或餐后 2 小时的血糖≥ 11.1 mmol/L，或者任意时间血糖≥ 11.1 mmol/L，就可诊断为糖尿病。如果夜间吃了夜宵，早餐前的血糖是不准确的，建议禁食 8 ～ 10 小时后测空腹血糖，若仍高于正常范围，加测餐后 2 小时血糖，并关注体重变化，若怀疑糖尿病，应尽早至医院接受专科检查。

患者：我今天随机测了血糖高于 11.1 mmol/L，因为多喝水有好处，就每天强迫自己喝很多水，小便也很多，体重有点下降，我是不是糖尿病啊？

医生：不一定，建议加测空腹血糖或餐后 2 小时血糖和糖化血红蛋白。如果两次测得的空腹血糖≥ 7 mmol/L 或餐后 2 小时的血糖≥ 11.1 mmol/L，或者任意时间血糖≥ 11.1 mmol/L，即使没有"三多一少"和体重减轻的症状，也可被诊断为糖尿病。糖尿病"三多一少"的症状，应与排毒养颜、减肥等故意多饮而导致多尿、节食造成的体重减轻等区分开。

患者：血糖高了可能是糖尿病，低于正常范围是不是就是低血糖呢？

医生：对于一般人而言，一天当中任意时间血糖低于 2.8 mmol/L 为低血糖，应及时补充纠正。而对于糖尿病患者而言，血糖低于 3.9 mmol/L 即为低血糖；或即使没有达到低血糖范围，但有虚弱、乏力、心悸等低血糖症状，同样要考虑为低血糖反应，尤其是老年患者，可出现行为异常或症状不明显，应特别引起重视。

患者：我测的空腹血糖是 6.5 mmol/L，不在正常范围内，但也没达到糖尿病的血糖范围，怎么办呢？

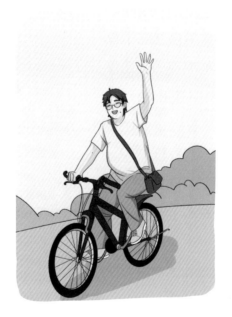

医生：空腹血糖＞ 6.1 mmol/L、＜ 7 mmol/L，称为空腹血糖受损，这个时候要注意自己的饮食习惯和生活方式，尤其是如果家族里已有其他糖尿病患者，建议你尽早去医院接受早期生活指导。

患者：我今年 30 多岁，这么年轻就确诊为 2 型糖尿病，该如何控制血糖呢？

医生：对于中国 2 型糖尿病患者，血糖综合控制目标是空腹血糖在 4.4 ～ 7.0 mmol/L，非空腹血糖 < 10 mmol/L。但由于每个人的疾病特点不同，血糖的控制范围也不相同。新诊断糖尿病，无并发症，空腹血糖控制在 4.4 ～ 6.1 mmol/L，餐后 2 小时或随机血糖控制在 6.1 ～ 7.8 mmol/L。一旦反复出现低血糖和伴有中重度肝肾功能不全者，血糖无须控制得太过苛刻，空腹血糖在 7.8 ～ 10.0 mmol/L，餐后 2 小时或随机血糖在 7.8 ～ 13.9 mmol/L 即可。

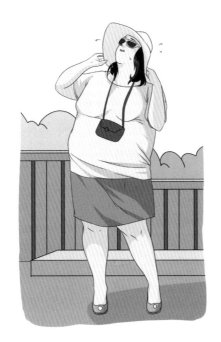

患者：我今年 40 多岁，患糖尿病好多年了，很少发生低血糖，但是有心脑血管疾病，我的血糖控制在多少合适呢？

医生：伴有心脑血管疾病的长病程糖尿病患者，血糖控制范围可以适当放松，空腹血糖在 6.1 ～ 7.8 mmol/L，餐后 2 小时或随机血糖在 7.8 ～ 10.0 mmol/L，避免血糖忽高忽低。

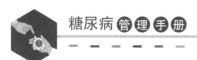
患者：我老伴糖尿病 10 多年了，生活特别讲究，水果一律不吃，每天晚上跳广场舞，好几次早上叫她吃饭都很难叫醒，这跟血糖有关系吗？

医生：有关系。老年糖尿病患者由于低血糖风险大，对低血糖的感知能力低，易发生无症状性低血糖，甚至可在无明显低血糖先兆下陷入昏迷状态，因此，老年糖尿病患者血糖控制可适当宽松，参考以下常见的 3 种情况（表 9-2）。

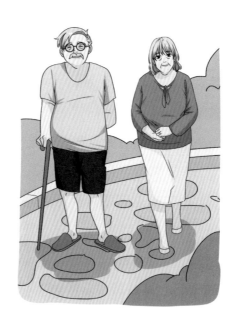

表 9-2　老年糖尿病患者血糖控制目标

患者身体情况	空腹血糖控制目标	睡前血糖控制目标
伴随的慢性疾病较少，认知功能正常和预期寿命较长的老年人	5.0 ～ 7.2 mmol/L	5.0 ～ 8.3 mmol/L
伴有多种慢性疾病和轻中度的认知功能障碍，发生低血糖和跌倒的风险较高者	5.0 ～ 8.3 mmol/L	5.6 ～ 10.0 mmol/L

（续表）

患者身体情况	空腹血糖控制目标	睡前血糖控制目标
需要长期照顾，慢性疾病末期，存在中重度的认知功能障碍且预期寿命受限的患者	5.6 ～ 10.0 mmol/L	6.1 ～ 11.1 mmol/L

注：这其中的慢性疾病包括关节炎、癌症、充血性心力衰竭、抑郁、肺气肿、高血压、尿失禁或 3 级以上慢性肾脏病、心肌梗死和脑卒中等。

除了老年糖尿病患者之外，还有两种特殊患者需要关注。

患者：得了糖尿病想要宝宝怎么办？糖尿病合并妊娠的患者血糖如何控制呢？

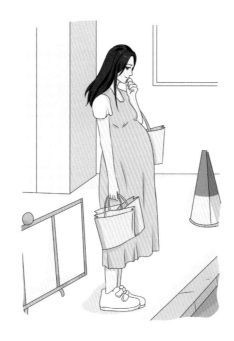

医生：一定要计划妊娠，要确认无严重糖尿病并发症和血糖控制良好，才可考虑妊娠。打算怀宝宝的女性糖尿病患者，在怀孕前空腹血糖控制在 3.3 ～ 6.5 mmol/L，餐后 2 小时血糖 < 8.5 mmol/L，怀孕初期血糖控制不用太严格，孕中后期须将空腹血糖控制在 3.3 ～ 5.6 mmol/L，餐后

2 小时血糖最好在 5.6 ～ 7.1 mmol/L。

患者：很多女性怀孕前血糖正常，而在怀孕期间血糖升高，如何控制血糖呢？

医生：建议怀孕期间首次产检及孕 24 ～ 28 周时做妊娠糖尿病筛查，关注孕妇血糖水平。一旦确诊妊娠糖尿病，应控制血糖使空腹血糖 < 5.3 mmol/L，餐后 1 小时血糖 < 7.8 mmol/L，餐后 2 小时血糖 < 6.7 mmol/L。

儿童青少年 1 型糖尿病，由于胰岛功能差、血糖脆性高等因素，要特别注意血糖的波动，其控制目标如表 9-3 所示。

表 9-3　儿童及青少年 1 型糖尿病血糖控制目标

年龄段	血糖控制目标（mmol/L）		特点
	空腹	睡前 / 夜间	
幼儿～学龄前期（0 ～ 6 岁）	5.6 ～ 10.0	6.1 ～ 11.1	血糖脆性高，易发生低血糖
学龄前（6 ～ 12 岁）	5.0 ～ 10.0	5.6 ～ 10.0	青春期前低血糖风险相对较高，并发症风险相对较低
青春期及青少年期（13 ～ 19 岁）	5.0 ～ 7.2	5.0 ～ 8.3	有严重低血糖风险，需考虑生长发育和精神健康因素

如何拯救高血糖和低血糖

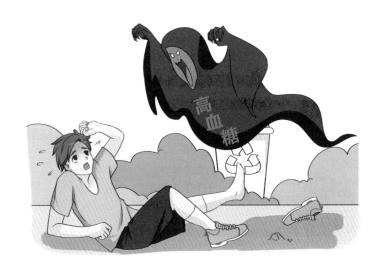

■ 血糖高于多少必须尽快就医呢？

对大多数患者来说，通过饮食、运动及药物治疗后，如果血糖仍长时间超过医生制订的血糖控制目标，或者超过控制目标很多，如＞13.9 mmol/L，甚至＞33.3 mmol/L，就应该警惕糖尿病酮症酸中毒或糖尿病高渗状态，如果发生了糖尿病急性并发症，就需要及时就医。那么你的血糖控制目标具体是多少呢？

血糖的控制目标可分为一般控制、宽松控制和严格控制。根据年龄、病程、预期寿命、并发症或合并症严重程度，血糖控制目标会不一样，可以咨询医生，帮助你确定理想的血糖范围。

■ 血糖高的临床表现有哪些呢？

口渴、多饮、尿量多、小便次数多、感觉虚弱或疲惫、视物模糊，也可能没什么特别的感觉。

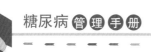
■ 血糖升高有哪些危害呢?

血糖高有可能诱发糖尿病酮症酸中毒或糖尿病高渗状态,这两者都是糖尿病急性并发症,甚至有可能出现脑水肿、永久性神经损害和死亡。因此,如果你的血糖高了,请及时就医,并积极配合治疗。

■ 高血糖的治疗方式有哪些呢?

一说到治疗糖尿病,很多人最先想到的就是胰岛素。胰岛素治疗是控制高血糖的重要手段,就好比一把"利剑"。1型糖尿病依赖胰岛素维持生命,患者必须使用胰岛素控制高血糖。2型糖尿病口服降糖药效果不好,或者存在口服药使用禁忌时,也需要使用胰岛素来控制高血糖。对于病程较长的患者来说,胰岛素治疗可能是最主要的,甚至是必须控制血糖的措施。另外,还有很多患者会吃口服降糖药来控制血糖。口服降糖药种类繁多,服用方法也是"五花八门",有"与第一口饭一起吃"的

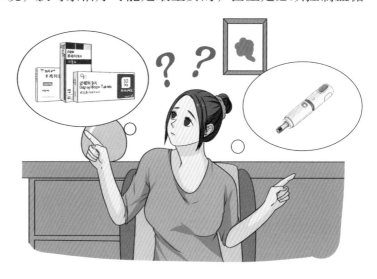

α-葡萄糖苷酶抑制剂,有"饭中或饭后顿服"的双胍类,有"饭前服用"的磺脲类,还有"固定时间服用"的 DPP-4 抑制剂等,比较容易混淆。

还有一种通过抑制食欲来减少进食量,从而控制血糖的 GLP-1RA,使用方法与胰岛素注射一样,也是进行皮下注射;其口服制剂即将在中国

上市。这种药物不仅可以有效降低血糖，还有显著减轻体重、改善甘油三酯（TG）浓度及控制血压的作用。

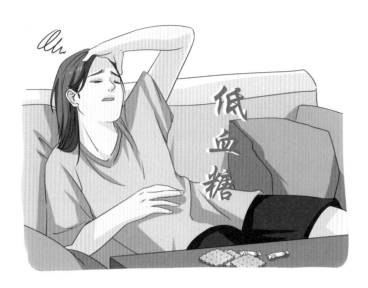

■ 低血糖的处理有哪些呢？

"高血糖要钱，低血糖要命！"原来低血糖这么严重！

什么是低血糖？低血糖有哪些症状？如果发生了低血糖，应该怎么处理呢？生命很宝贵，抓紧时间升糖是关键。

如果确定是低血糖了，首先判断意识是否清楚。

（1）意识清楚者，可采取以下方法进行处理（简称"吃15、等15"原则）

第1步：测血糖。糖尿病患者血糖≤ 3.9 mmol/L，诊断为低血糖。血糖＞ 3.9 mmol/L，但是出现头晕、心慌、手抖、出冷汗等低血糖症状也可诊断为低血糖。

第2步：吃15（吃含有15 g葡萄糖的食物），可参照下图。

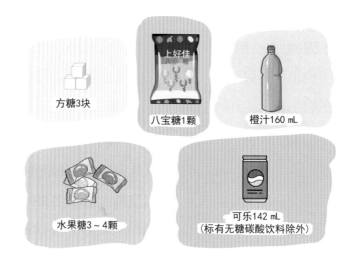

方糖3块

八宝糖1颗

橙汁160 mL

水果糖3～4颗

可乐142 mL
（标有无糖碳酸饮料除外）

能代替15 g葡萄糖的食品或饮料

注：无糖碳酸饮料，如无糖可乐不能作为低血糖时的急救食物。

第3步：等15（等待15分钟后再次测血糖）。血糖没有恢复正常，或者低血糖症状没有缓解，需要再次吃含15 g葡萄糖食物。

第4步：如果血糖已经恢复正常了，但距离下一次就餐时间在1小时以上，则需要进食含淀粉或蛋白质的食物，如面包、饼干、牛奶、鸡蛋等。

（2）意识障碍者，立即给予50%葡萄糖液20～40 mL静脉注射，或胰高血糖素0.5～1.0 mg，肌内注射；每15分钟监测血糖1次，如果低血糖未纠正，则静脉注射5%或10%的葡萄糖，或加用糖皮质激素。然而，意识障碍者处理环节，你在家很难实现，所以请及时就医。

■ 低血糖的原因有哪些？

发生低血糖之后一定要及时找出原因，避免再次出现低血糖。那么，你可以从以下方面寻找线索：①是否忘记用餐或用餐时间比平时晚？②是否比平时吃得少或摄入的碳水化合物比平时少？③运动量是否比平常多？④服药量是否比平常多？⑤最近医生是否调整了你的治疗方案？

另外，如果你是口服长效磺脲类药物，如格列本脲、格列美脲及磺脲类缓释或控释制剂或中、长效胰岛素所致低血糖，这种原因造成的低血糖不易纠正，而且持续时间较长，可能需要长时间输注葡萄糖。

血糖自我管理秘籍，你值得拥有

■ **为什么必须进行血糖自我监测？**

自我血糖监测（SMBG）可以帮你远离危害：日常的自我血糖监测管理是糖尿病治疗五驾马车的重要组成部分，是医生调整治疗方案的依据。它能实时了解你自身的血糖水平，及时发现高血糖与低血糖，指导饮食、运动及调整药物治疗方案，帮助你血糖达标，预防和减缓并发症的发生、发展，同时提高你的自我管理能力，改善生活质量，保持健康心情。

■ **自我监测血糖前需做哪些准备？**

（1）主治医生或护士的指导：如何测血糖；何时测血糖；监测频率；如何记录监测结果。

（2）配备合适的血糖仪。

（3）填写糖尿病自我管理手册。

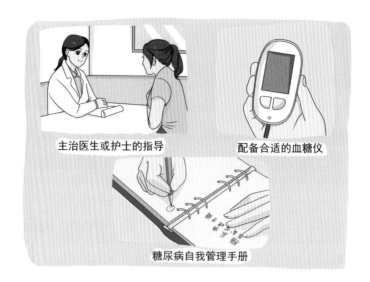

主治医生或护士的指导

配备合适的血糖仪

糖尿病自我管理手册

▌在家怎么测血糖?

正确测血糖的要点如下所示。

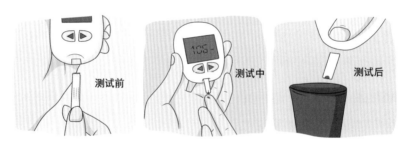

测试前

测试中

测试后

测试前	测试中	测试后
*按摩采血部位 *清洁采血部位（75%乙醇） *采血部位选择指尖、足跟两侧等末梢毛细血管全血，切勿挤压	*弃去第一滴血液，选取第二滴血液，一次性吸取足量 *测试中不要移动试纸和血糖仪	*等待并记录测试结果 *试纸与针头丢弃至封闭容器 *测试用品存放在干燥清洁处

出现血糖异常结果时，应当采取以下措施：重复检测1次；必要时复诊检验静脉生化血糖，告知医生采取不同的干预措施。

■ 什么时候需要校正血糖仪？

（1）使用新买的血糖仪。

（2）启用新的试纸条。

（3）血糖仪更换电池后。

（4）自我血糖监测结果与糖化血红蛋白或临床情况不符。

（5）怀疑血糖仪不准。

■ 怎么校正血糖仪？

血糖仪是患者用来自行检测毛细血管血糖即指血的仪器，需要的采血量很少，而且出结果很快，目前临床应用非常广泛。

血糖仪应该每半年校正1次，患者可以到医院通过抽血做生化检测，将采用生化仪测得的静脉血浆葡萄糖数值和血糖仪测得的血糖数值进行对比，如果差别比较大，超过1～2 mmol/L，这个时候需要校正血糖仪。每个血糖仪厂家都会配备专门的校正试纸和校正液，需要校正血糖仪的患者可联系厂家进行血糖仪校正。

通过校正试纸和校正液，可以看目前血糖仪的状况是不是稳定，有没有出现比较大的偏差，如果偏差比较大，可以用校正试纸进行校正。

■ 如何正确做好监测记录？

许多患者看医生前总觉得有很多问题要问，可一面对医生时就不知道从哪里问起。还有一些新确诊的患者不知道自己应该多长时间进行1次相关检查，虽然医生交代过，可总是记不住。所以，坚持记录糖尿病血糖管理日记（表9-4），带着日记来看病，就可以及时想起和发现问题、解决问题。

记录血糖日志应包含血糖结果、用药情况、饮食、运动、身体不适等多方面信息，这些信息就诊时带给看诊医生，为医生提供调整治疗方案的依据。

表 9-4 监测记录示例

日期	早餐前	早餐后	午餐前	午餐后	晚餐前	晚餐后	睡前	备注
4 月 10 日		7		7		16	9	晚上外出吃饭
4 月 14 日		9	2	14		9	5	早餐后打羽毛球
4 月 18 日	9	11	11	16	9	14		感冒发烧了
4 月 20 日	5	6		8		7	5	
4 月 26 日				7	3	12		下午忘记加餐

注：红色数字代表异常情况，数值单位为 mmol/L。

▎ 应该什么时候监测血糖呢？

血糖监测的时间点包括早餐前后、午餐前后、晚餐前后和睡前，个别患者需要视情况监测夜间血糖，即午夜 12 点和凌晨 3 点的血糖，遇到不适时也要随时监测血糖，表 9-5 是患者最关注的血糖监测的各个时间点及适用范围。

表 9-5 血糖监测的各个时间点及适用范围

监测时间	适用范围
餐前血糖（包括空腹）	血糖水平很高，或有低血糖风险时（老年人、血糖控制较好者）
餐后 2 小时血糖	空腹血糖控制良好，但糖化血红蛋白仍不能达标者；需要了解饮食和运动对血糖的影响
睡前血糖	注射胰岛素者，特别是晚餐前注射胰岛素
夜间血糖	胰岛素治疗已接近达标，但空腹血糖仍高者；或有疑似夜间低血糖者

（续表）

监测时间	适用范围
其他情况	出现低血糖症状时 剧烈运动前后需监测 尝试新的饮食或不能规律进餐时 突然情绪激动 患其他急性疾病时，如感染、酮症、腹泻等 漏服药物或者在注射胰岛素时错误用药

常见的不同血糖监测方案

根据不同的药物治疗方案，血糖监测频率也各有不同，以下 ● 代表需测血糖的时间；☆ 代表可以省去测血糖的时间。如果血糖不达标应及时就医或找医护人员寻求制订不同的血糖监测方案。

（1）胰岛素治疗患者的血糖监测方案（表9-6至表9-8）

表9-6　多次胰岛素治疗的血糖监测方案

血糖监测	空腹	早餐后	午餐前	午餐后	晚餐前	晚餐后	睡前
未达标	●	●		●		●	●
已达标	●				☆	☆	☆

表9-7　预混胰岛素每日2次治疗的血糖监测方案

血糖监测		空腹	早餐后	午餐前	午餐后	晚餐前	晚餐后	睡前
未达标	每周3天	●				●		
	复诊前1天	●	●		●		●	●
已达标	每周3次	●				●	●	
	复诊前1天	●	●		●		●	●

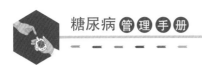

表 9-8　基础胰岛素治疗的血糖监测方案

血糖监测		空腹	早餐后	午餐前	午餐后	晚餐前	晚餐后	睡前
未达标	每周 3 天	☀						
	复诊前 1 天		☀		☀		☀	☀
已达标	每周 3 次						☀	
	复诊前 1 天		☀		☀		☀	☀

（2）非胰岛素治疗患者的血糖监测方案（表 9-9 至表 9-11）

表 9-9　非胰岛素治疗的短期强化血糖监测方案

时间	空腹	早餐后	午餐前	午餐后	晚餐前	晚餐后	睡前
周一							
周二							
周三	☀	☀	★	☀	☀	☀	★
周四	☀	☀	★	☀	☀	☀	★
周五	☀	☀	★	☀	☀	☀	★
周六							
周日							

表 9-10　非胰岛素治疗的交替自我血糖监测方案

时间	空腹	早餐后	午餐前	午餐后	晚餐前	晚餐后	睡前
周一	☀	☀					
周二			☀	☀			
周三					☀	☀	
周四	☀	☀					
周五			☀				
周六					☀	☀	
周日	☀	☀					

表 9-11 非胰岛素治疗的餐时配对血糖监测方案

时间	空腹	早餐后	午餐前	午餐后	晚餐前	晚餐后	睡前
周一	●	●					
周二							
周三			●	●			
周四							
周五							
周六					●	●	
周日							

▌ 除了血糖，还需定期检查哪些项目？

全方位的病情监测，你还需定期检查表 9-12 中的内容。

表 9-12 定期检查的相关项目

检测项目	检测频率	目标值
糖化血红蛋白（HbA1c，%）	1 次 / 季度	＜ 7%
体重指数（BMI，kg/m^2）*	1 次 / 月	＜ 24
体重 / 尿常规 / 血压（mmHg）	1 次 / 月	130/80
高密度脂蛋白胆固醇（HDL-C，mmol/L）	1 次 / 年	男性＞ 1.0；女性＞ 1.3
甘油三酯（TG，mmol/L）	1 次 / 年	＜ 1.7
低密度脂蛋白胆固醇（LDL-C，mmol/L）	1 次 / 年	未合并冠心病＜ 2.6；合并冠心病＜ 1.8
尿白蛋白 / 肌酐比值（mg/mmol）	1 次 / 半年	男性＜ 2.5；女性＜ 3.5
主要有氧活动（分钟 / 周）		＞ 150
心电图 / 心血管功能	1 次 / 半年	
眼：视力 / 眼底检查	1 次 / 半年	
足：足背动脉搏动 / 神经功能	1 次 / 半年	

注：＊体重指数 = 体重（kg）÷ 身高的平方（m）^{2}

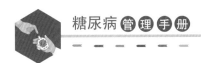
▌ 为什么要监测糖化血红蛋白？

空腹血糖和餐后血糖是反映某一具体时间点的血糖值，容易受到进食和糖代谢等相关因素的影响；而糖化血红蛋白能反映近 2～3 个月血糖的平均水平，不受抽血时间、是否空腹等因素的干扰，需要定期去医院进行检查，因此，糖化血红蛋白被认为是血糖控制的"金标准"，患者的糖化血红蛋白的控制目标是＜ 7%，如果自律性较强的话，可以制订更严格的目标，把糖化血红蛋白控制＜ 6.5%。

▌ 还有哪些新型血糖监测方法？

自我血糖监测（SMBG）作为传统常用的监测血糖方法，如果把它作为一个点的监测，那么作为新型血糖监测的方法之一的连续动态血糖监测就可以看作是线的监测，而其他新型血糖监测的方法（如糖化血红蛋白和糖化白蛋白等）则可作为面的监测。点的监测是了解某一个具体时间的血糖值。线的监测提供了连续的全天血糖信息，了解血糖波动的趋势，发现不易被传统监测方法所探测到的高血糖和低血糖。面的监测反映了2～3 周至 2～3 个月的血糖情况，相较于糖化血红蛋白，糖化白蛋白对短期内血糖的变化更敏感，可以反映 2～3 周的血糖控制水平，并且不受红细胞寿命的影响，当糖化白蛋白≥17.1% 时可以筛查出大部分未经诊断的糖尿病患者。

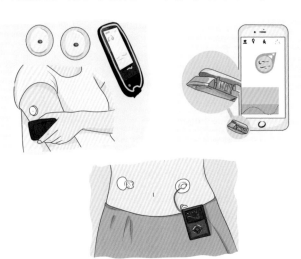

自我血糖监测

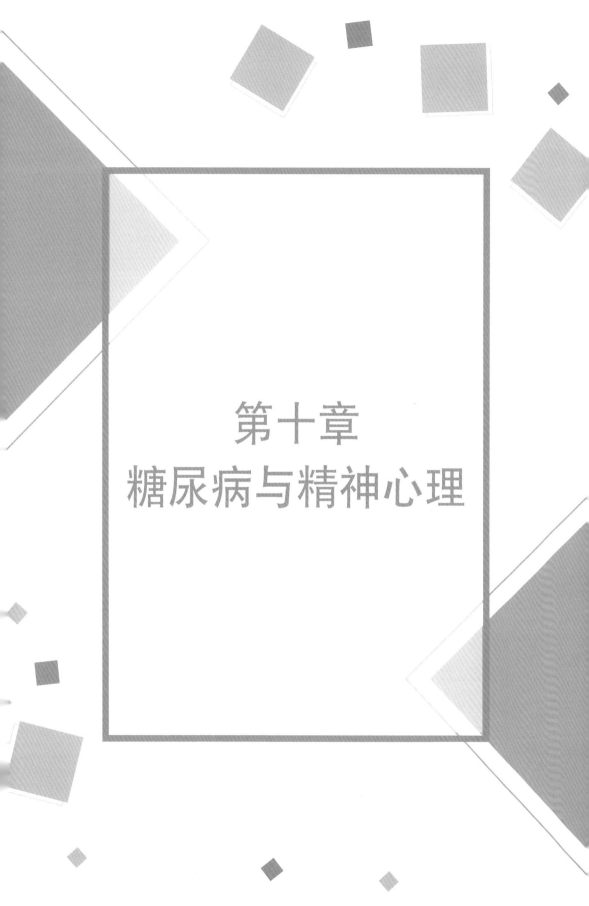

第十章
糖尿病与精神心理

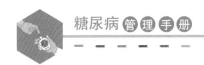

让我走进你的心

"心理治疗"也是糖尿病的基础治疗之一，在临床治疗中，心理治疗和护理也十分重要。那么糖尿病患者常见的不良心理状态有哪些呢？

■ 愤怒、悲观和失望的心理

多为青少年，尤其是那些一旦被确认将终身依赖外源胰岛素治疗的患者。他们正处于求学、创业、恋爱的大好时期，当得知糖尿病没有根治的可能，常会产生愤怒的情绪，加之必须终身控制饮食，更加重了愤怒的心理，同时感到被剥夺了生活的权利与自由，对生活失去信心、情绪低落、整日沉浸在悲伤的情绪中，对治疗采取消极的态度。

■ 自责内疚的不良情绪

中年人居多，患者患病不能照顾家庭，治疗又需要大量金钱，造成家庭经济拮据而感到自责内疚。有的父母患糖尿病，又看到下一代也患了糖尿病，以为自己遗传给了孩子更产生内疚心理。

■ 焦虑恐惧的心理

有资料显示，63%的患者有主观焦虑，42%有焦虑的客观症状。这是因为糖尿病是一种难以治愈的终身性疾病，随着病程的进展而出现多种并发症，加之患者对糖尿病知识的不准确认识而产生焦虑、恐惧的心理。他们恐惧因患有糖尿病而影响自己的将来和那些需要他们负起责任的家人，恐惧死亡，对治疗过分关心，甚至出现感觉过敏、精神高度紧张、失眠等。

■ 怀疑、拒绝和满不在乎的心理

患者确诊后，不愿意看到自己与他人不同，拒绝胰岛素治疗和血糖检查或者放弃计划好的饮食治疗，特别是恋爱中的患者害怕对方知道自己患有糖尿病而抛弃自己，有意识地拒绝治疗而发生酮症酸中毒；有的患者症状较轻或无症状，一般情况好，有的则红光满面，貌似"体格健壮"，自认为无非就是血糖高点，对身体无大影响，对疾病采取满不在乎的态度；有的患者甚至怀疑医生诊断有误，拒绝改变饮食习惯。

■ 抗拒治疗的消极心理

常为患病时间长、并发症多且重、治疗效果不佳者。他们对治疗用药产生对立情绪，认为无药可医，迟早都是死，自暴自弃，不配合治疗，对医护人员不信任，表现出一种冷漠、无动于衷的态度。

对这些患者，应从以下几个方面着手解决其心理问题：

①患者可以多阅读糖尿病书籍，了解糖尿病知识。合理膳食，按时饮食。餐后 1 小时进行中低强度的有氧运动。遵医嘱坚持服药。②情绪紧张时进行松弛训练，按一定的练习程序，学习有意识地控制或调节自身的心理生理活动，可以降低机体唤醒水平，调整因紧张刺激而引起的血糖波动。③以家庭为对象实施的团体心理治疗模式，协助家庭消除异常、病态情况，以执行健康的家庭功能，来改善患者的生活环境、状态及生活的规律性，从而从家庭环境去改善患者个人的行为问题。④进行行为矫正，又称行为改变或行为治疗。通过行为分析，针对性地开展和实施某些程序和方法，来帮助糖尿病患者改变不正确的生活、饮食、行动方式，以达到改进因生活不规律导致血糖异常的目的。

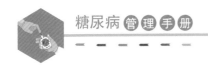

做情绪的主人

　　糖尿病是一种终身性疾病，并发症的出现会导致患者的生活质量下降，特别是对于1型糖尿病患者来说，发病的年龄比较早，又需要终身使用胰岛素治疗，会给患者及家属带来严重的心理负担。患者主要的心理障碍包括否认、愤怒、害怕和恐惧、感到失败和内疚等，会导致患者出现焦虑、抑郁、行为改变等心理问题。为了使患者积极面对疾病、更好地进行心理调适，糖尿病专科医务人员有以下几方面的建议。

■ 正确的认识糖尿病的发生和发展过程

　　由于对疾病的认识不够，患者会对糖尿病产生一定恐惧和焦虑。从被诊断为糖尿病开始，需要认真地对待疾病，就像掌握一门必备的生存技能一样，努力学习疾病的相关知识，正确认识疾病去了解疾病发生的原因，目前我处在疾病的什么阶段，现在这个阶段应该用什么手段去进行管理，我如何能更好掌握这些管理方法，之后又将如何发展下去呢？众所周知，糖尿病是一种慢性疾病，虽然它引起的并发症会对全身有影响，但是只要患者从一开始就认真地去管理疾病，使血糖控制达标，和正常人没有任何区别，同样可以正常地生活、学习、工作、交友、照顾家庭并实现自己的人生理想。当经过一段时间的学习后，大部分的患者就会发现恐惧和焦虑心理慢慢缓解。

■ 多与糖尿病医护人员进行交流，学习血糖控制的基本知识和技能

　　患者在现实生活中遇到疾病的一些突发情况，不知道该怎么做，会产生焦虑、恐惧的情绪，可多与医护人员进行交流，在医护人员的指导

下，总结自己的疾病特点和生活经验，控制好自己的血糖，成为自己疾病的专家，当出现突发状况时就可以不慌不忙地应对。除了向医务人员学习疾病的知识和技能外，也可以向医务人员倾诉内心的不安。医护人员见到的糖尿病患者很多，看到过很多积极向上的案例，可以给患者提供一定的心理支持，特别是当年轻的患者在谈恋爱时，如果朋友对你的疾病不是很理解，可以带朋友一起去医护人员那里进行咨询，解除朋友对糖尿病产生的疑虑，让朋友和你一起并肩作战，战胜糖尿病。

▌寻求社会支持，多与家人、朋友沟通，多与糖尿病患者进行交流

面对突如其来的疾病，患者会不安，这个时候可以多与家人、朋友沟通，不要害怕告诉身边的人，尤其是经常陪伴在我们身边的家人和朋友，他们永远是你温暖的港湾。患者需要给家人和朋友讲解糖尿病的相关知识，特别是要让他们知晓我们可能会面临的危险情况和基本的处理方法。有了家人和朋友的陪伴与支持，患者会有相对安全的环境，从而带来更多的安全感，心情也可以得到放松。另外患者也可以多和其他患者进行沟通交流，互相分享经验和心得，从别人的实践中找到适合自己的方法，有效地应对疾病。

中南大学湘雅二医院代谢内分泌科每年都会举办康乐营，会有来自全国各地的 1 型糖尿病家庭参加，已经连续举办了 18 届。

康乐营举办的主要目的就是为了帮助青少年患者健康快乐地成长。在康乐营里，有内分泌专业的医生为患者讲解糖尿病知识，让患者的糖尿病知识不断得到充实；有专业的心理咨询师及内分泌专家为大家答疑解惑，让患者及家属学会与糖尿病和谐共处；有经验丰富的患者分享自己抗糖之路的成功经验，让其他患者在抗糖路上少走弯路、信心满满。康乐营

还开设了不同的分会场，让儿童青少年患者畅所欲言；志愿者带领小患者画画、游戏、跳舞等，帮助他们以乐观开朗的状态积极参加集体活动。

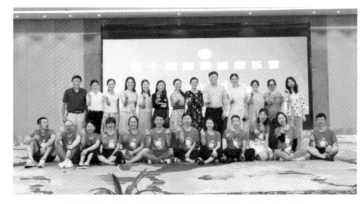

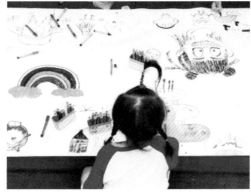

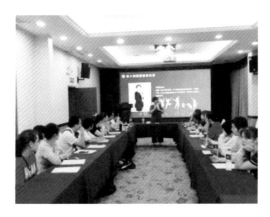

24 岁的患者小栋，来自云南边境，9 岁时确诊 1 型糖尿病，他没事就去骑车，18 岁从云南骑行到西藏失败，他不放弃，后来成功骑了第二次、第三次，又代表中国 1 型糖尿病患者到美国去参加骑行集训。他乐观、坚强，从不畏惧别人的眼光，勇敢追寻自己的梦想。在康乐营的活动中，他风趣地讲解自己患病的历程和控糖经验，一步一步如何与糖尿病和解、共生，患病至今，血糖一直控制得非常好，也没有并发症。他说："做自己想做的事，再苦再累也是乐趣。"

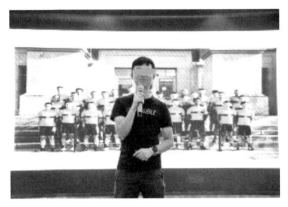

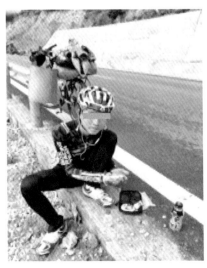

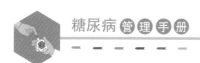

　　中南大学湘雅二医院代谢内分泌科每个月会举办糖尿病健康讲座，每年举办患者新春联谊会，还建立了患者联络群，给患者提供学习交流的平台。每个月的健康讲座中，会有医生针对某个主题给患者讲解糖尿病健康知识，课后为患者答疑解惑。有位患病 20 多年的资深患者积极参加每期健康讲座，因为找到正确的组织，接受了正规的治疗，加上认真学习糖尿病知识，严格管控自己，困扰患者多年的高血压、高血脂消失了，10 多年的糖尿病眼底并发症得到良好控制也未向恶性方向发展，这位老患者还将自己的经历整理成《一个老糖的虎口脱险记》与广大患者分享。

　　很多患者通过参加康乐营、患者联谊会、健康讲座等活动，不仅让自己收获了知识，也收获了与患者、与医护人员的友谊，让自己在抗糖路上信心满满，对未来的生活充满了希望。

以平常心对待糖尿病

　　患者除了天天测血糖，有些需要吃药或者打胰岛素之外，其实与正常人没有什么区别。很多人也患有高血压，得了高血压也需要天天吃药、测血压，但是大家并不认为得了高血压就是得了一种疾病，因为大家都能以平常心去对待高血压，我们也应该以平常心去对待糖尿病。

　　换个角度想，得了糖尿病，我们只是提前过上了健康的生活，有计划的饮食和规律的运动是每一个人为了自己的健康都应该努力去做的事情，糖尿病患者只是多了一个健康评价的指标，那就是血糖。千万不要给自己太多的负担，好好利用自己所学的知识和技能，科学地运用它们，糖尿病患者完全可以像正常人一样生活。

与"糖友"沟通那些事儿

大多数的人都想拥有健康长寿的身体，那么得了糖尿病之后是不是不能实现这一目标呢？答案是否定的，像好莱坞著名影星汤姆·汉克斯，英国前首相特蕾莎·梅都患有糖尿病，但糖尿病对于他们生活的改变，仅仅在于必须保证饮食的正确、血糖管理的平衡和健康的生活方式，其余的一切事情都是一样的。这也同样适用于所有患者。随着糖尿病知识的普及，患者对于血糖管理的难点演变成了自我管理的障碍，常常超过其可能的获益。医务人员与患者良好的沟通，可以帮助患者抬高脚步，尽量跨越这一障碍。

总的来说，治疗上沟通的目标是要建立积极的医患关系，实现信息的交流，医护人员提供专业的疾病知识，患者简述在血糖管理过程中的困难，共同做出治疗的相关决定，我们并不赞成医生的一言堂，也不鼓励患者过度干预医疗决策。

有学者曾经指出在治疗过程中激励患者是最重要的，但也是专业治疗中最难进行的一部分工作。现在围绕激励在沟通中所起到的良好作用，向医务人员及患者的家属介绍一项沟通技巧——激励性访视，它的5项基本原则是避免争论、给予肯定、表达同情、消除抵抗、找出差异。激励性访视具体分为8个步骤。

第一步，建立和谐的氛围

从接收新患者入院宣教开始，医务人员应礼仪规范，要求整理仪容仪表，保持友善的微笑，让患者在第一时间产生亲近感和信赖感。准确定

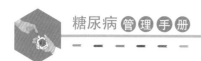

位患者的情况，预估可能遇到的问题。交流时注意倾听，以患者为主导，此时，语言和非语言交流方式应与患者水平相称。

第二步，制订计划

了解患者此次住院最迫切需要解决的问题，设定一个现实的目标计划，计划的制订保持与患者的同步，并预估可能遇到的障碍，初步拟定对策。

第三步，做好改变的准备

可以通过调查问卷的方式评估患者是否做好改变的准备，用温和的方式对患者的准备程度进行分级，以确定是否要协助他们做更多心理上的准备工作，并保证改变对于他们来说是值得的。

第四步，找出关键点

"在你想改变的3件事中，你认为你最希望改变的是哪个？"分解准备改变的行为，区分出优先次序，以便计划更容易完成。"在你想改变这件事的解决方法中，你认为你能做到哪些？"找出理想与现实的差距，让理想落地，管理血糖需要的不是视死如归、开天辟地的勇气，而是无数日日夜夜的坚持，所以开始阶段需要循序渐进，以便计划更容易实施。

第五步，识别矛盾情绪

"是的，我知道早餐吃营养餐会有利于血糖的稳定，但是营养餐实在太难吃了，我就今天喝碗粥换换胃口"。我们将任何有"是的，但是……"的反应视为一种矛盾情绪的表现。很多人放弃在这一步，他们认为自己失败了，其实这是正常的情绪，要意识到它的存在，接受并讨论它。

第六步，引出自我激励的陈述

"你看，今天的血糖控制比昨天要好很多，所以你觉得餐后 1 个小时去散步半小时对于血糖控制还是有积极的作用，对吗？"此时沟通要强化积极的部分，如血糖水平整体有下降；忽视消极的部分，如早餐后因为喝粥血糖有异常的升高。赞赏患者所获得的成功，获得患者情感上的共鸣，引发他对血糖控制心得的阐述，交流时积极复述他所取得的成功经验，提高他对血糖管理的积极性。

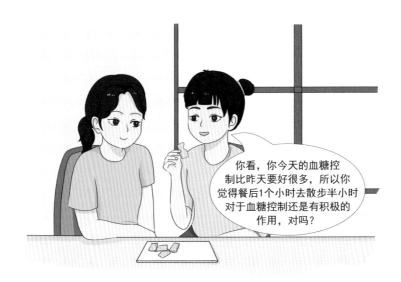

第七步，处理抵抗

"你看，你早餐经常随意改变饮食方式，能告诉我是为什么吗？"这样的交流方式容易造成患者抵抗。正确的问题处理方式应该由患者提出困惑，医务人员注意倾听并重述患者的情形："你觉得早餐后血糖高可能和你早餐的饮食不固定有关系，对吗？"采用非强迫的方式，消除患者的抵抗，并指导患者向不良生活方式发起挑战。

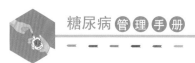
▎第八步，转换重点

"一般来说，如果你遇到了这种问题，你会怎么做？"对比过去和现在，从中取得可以借鉴的经验，用以指导将来。也可以尝试转换不同的角度，换位思考，并保持清醒，从千丝万缕中理出头绪，关注可以优先解决的问题。

血糖管理对于患者而言道阻且长，作为医务工作者，希望通过激励性访视的介绍实现更多的医患有效沟通，进而推动患者行为改变，让患者能看见更多美好的明天。同时，患者的亲友们也不妨掌握这些沟通技巧，更有利于良好的控制血糖。

第十一章
糖尿病特殊时期的治疗

危重症患者的治疗

■ 危重症患者的血糖控制目标是多少？

推荐多数危重症患者随机血糖控制目标为 7.8 ～ 10.0 mmol/L。患者容易发生低血糖，医生会根据患者的临床状态及合并症状给予个体化血糖控制目标。

■ 危重症患者应采用什么样的血糖控制方案？

强烈建议胰岛素静脉输注治疗。胰岛素的剂量应依据每小时血糖监测结果进行调整，避免发生严重低血糖。

患者手术期及手术前后如何控制血糖

■ 患者与外科手术狭路相逢的机会多吗？

多。约 50% 的患者一生中会接受至少 1 次外科手术。在所有经历外科手术的患者中，有 10% ～ 20% 合并糖尿病。外科患者中血糖异常的比例达 30% ～ 50%，甚至高达 70%。患者进行白内障、截肢、肾移植等手术的概率增高。

■ 如何界定围手术期？

围手术期是指从决定手术治疗起，到本次手术有关的治疗基本结束为止的一段时间，包括术前、术中和术后 3 个阶段。

■ 围手术期血糖异常会对手术造成危害吗？

会。围手术期血糖控制不好会对手术产生如下危害：①增加患者的术后感染率和死亡率，特别是老年、长病程和血糖控制差的患者，术后感染率和死亡率明显增加；②增加伤口愈合难度，术后恢复差；③延长住院时间，增加住院费用等。

■ 外科手术会影响糖尿病吗？

会。手术应激、术中麻醉和术后营养支持治疗等都容易加重糖尿病。此外，外科手术对糖尿病影响较大的两个问题是易出现酮症和低血糖风险增加。

容易发生酮症的原因：正常人每天需要 100 ～ 125 g 外源性葡萄糖，围手术期禁食或没有及时补充葡萄糖，导致蛋白质、脂肪分解增加；应激导致升糖激素升高等刺激脂肪分解；脂肪分解致使酮体升高，手术后 3 小时血酮体可升高 2 ～ 3 倍。

低血糖风险增加与下列因素有关：肠道及中、大型手术的围手术期禁食；麻醉导致机体对低血糖反应降低；手术前对血糖的严格控制要求；胰岛素剂量未及时调整等。

■ 哪些情况下，患者易在术中、术后出现血糖紊乱？

术前血糖控制不佳、糖尿病病程 5 年以上、既往频繁发作低血糖、高龄（或预期寿命不超过 5 年）、合并心脑血管疾病、肝肾功能不全、恶性肿瘤、严重感染等患者，易在术中、术后出现血糖异常，手术越大、术前需要禁食的时间越长、应激越强，出现血糖紊乱的风险就越大。

■ 为确保手术成功，患者术前血糖要控制在什么水平？

术前血糖控制水平强调个体化。择期手术一般随机血糖控制在 7 ～ 10 mmol/L 范围内为宜；眼部手术宜血糖正常，随机血糖 5.8 ～ 6.7 mmol/L；糖尿病酮症酸中毒、糖尿病高血糖非酮症高渗昏迷患者禁忌手术，若行急

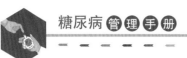

诊手术，也需要纠正上述高血糖危象，待患者生命体征平稳，随机血糖控制在 14 mmol/L 以下再施行。

▌确保围手术期患者安全的血糖控制目标

患者围手术期的血糖控制目标（表 11-1）因手术类型等不同而不同，因而要个体化控糖。围手术期的血糖控制要尽量避免低血糖和血糖大幅波动，但是也不能因采用不适当宽松的血糖管理而增加感染和高血糖危象的风险。对合并糖尿病高血糖危象（如糖尿病酮症酸中毒、高血糖高渗综合征）的患者，应推迟或择期手术。

表 11-1　围手术期各手术类型人群的血糖控制目标

手术类型		血糖控制目标分层	空腹或餐前血糖（mmol/L）	餐后 2 小时或不能进食的随机血糖（mmol/L）
择期手术（术前、术中、术后）	大、中、小手术	一般控制	6.1～7.8	7.8～10.0
	器官移植手术	一般控制	6.1～7.8	7.8～10.0
	精细手术	严格控制	4.4～6.1	6.1～7.8
急诊手术（术中、术后）	大、中、小手术	宽松控制	7.8～10.0	7.8～13.9
	器官移植手术	一般控制	6.1～7.8	7.8～10.0
	精细手术（如整形）	严格控制	4.4～6.1	6.1～7.8
特殊人群	重症患者	一般控制	6.1～7.8	7.8～10.0
	75 岁以上老人、预期寿命不足 5 年（如癌症等）、合并心脑血管疾病、中重度肝肾功能不全、低血糖高危人群、精神或智力障碍人群、胃肠外营养者	宽松控制	7.8～10.0	7.8～13.9

注：择期手术，可在充分的术前准备后选择合适时机进行手术；急诊手术，在最短时间内进行必要的准备后立即手术，否则会危及患者生命；小型手术，即手术时间短于 1 小时，采用局部麻醉且无须禁食的手术，如组织活检、体表手术、血管造影或介入等；中、大型手术，即手术时间长于 1 小时，采用椎管麻醉或全身麻醉，要禁食的手术，如胸腔 / 腹腔内的手术、开颅手术、截肢和胃肠道手术等。

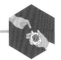

哪些患者在围手术期可继续口服降糖药物治疗和如何对接手术？

满足以下条件的患者在围手术期可加用口服降糖药物或原口服降糖药物不变：①小型择期手术；②2型糖尿病；③病程短，病情轻，无糖尿病急、慢性并发症；④单纯饮食或饮食加口服降糖药治疗，空腹血糖在7～10 mmol/L。

为确保围手术期血糖平稳，术前3天停用长效口服降糖药（如格列苯脲），改用短效或中效的口服降糖药物（如瑞格列奈、格列齐特等）；术前监测血糖，调整口服药物剂量；术中不加葡萄糖也不用降糖药，术后监测血糖。

哪些患者围手术期需要胰岛素治疗？

1型糖尿病；2型糖尿病且病程长、病情重，有急、慢性并发症；空腹血糖在10 mmol/L以上；手术类别为中、大型手术；术前已经在注射胰岛素治疗的患者。

围手术期血糖控制方法知多少？

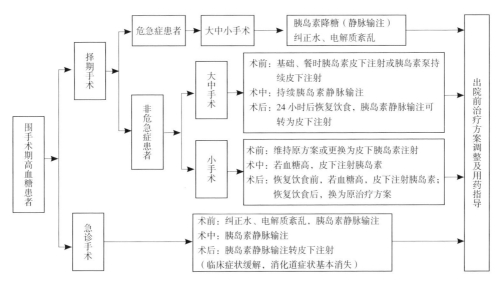

围手术期血糖控制方法

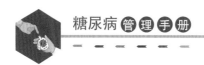

糖尿病肾病患者的治疗

■ 糖尿病肾病的诊断依据是什么？

糖尿病肾病的诊断依据：①尿白蛋白排泄率增高；②肾小球滤过率下降；③同时排除其他慢性肾病，如肾结石、慢性肾小球肾炎等。

■ 并发糖尿病肾病后应如何防止病变进一步恶化？

要进行综合治疗：①改变生活方式。合理控制体重、糖尿病饮食、戒烟、适当运动。②营养。推荐糖尿病肾病患者蛋白摄入量为 0.8 g/（kg·d），不能过多，开始透析的患者蛋白摄入量可适当增加，以优质动物蛋白为主，必要时可补充复方 α- 酮酸制剂。③控制血糖。部分口服降糖药物要根据肾小球滤过率下降严重程度相应调整剂量。肾功能受损时，优先选择从肾脏排泄较少的降糖药，严重肾功能受损时，宜采用胰岛素治疗。④控制血压。推荐＞ 18 岁的非妊娠患者血压应控制在 130/80 mmHg 以下，伴有白蛋白尿的患者血压控制在 130/80 mmHg 以下可能获益更多；舒张压不宜低于 70 mmHg，老年患者舒张压不宜低于 60 mmHg，降压药首选依那普利、贝那普利、培哚普利、厄贝沙坦和缬沙坦等，除非有不适合使用的情况。⑤透析治疗和移植。肾小球滤过率＜ 60 mL/（min·1.73 m^2）时应评估并治疗潜在的慢性肾病并发症；肾小球滤过率＜ 30 mL/（min·1.73 m^2）时，应积极转肾脏专科评估是否应当接受血液透析或肾移植治疗。⑥调脂治疗。辛伐他汀、阿托伐他汀、瑞舒伐他汀等降胆固醇水平，非诺贝特、阿昔莫司等降甘油三酯水平。⑦抗血小板聚集，预防血栓形成。患者发生糖尿病肾病，尤其有大量蛋白尿、低蛋白血症时易发生血栓性疾病，要积极使用阿司匹林或氯吡格雷等抗血小板聚集，预防血栓形成。⑧其他。补充白蛋白，适当利尿缓解严重水肿，积极随访，联合肾脏专科治疗。

■ 肾功能不全者全程都能使用的降糖药物有哪些？

口服降糖药物中利格列汀、瑞格列奈和注射降糖药物中胰岛素，可以在各种肾功能不全的糖尿病患者中使用，而利拉鲁肽、度拉糖肽在肾小球滤过率≥ 15 mL/（min · 1.73 m²）时可使用。由于肾脏糖异生减少及胰岛素在肾脏灭能减少，严重肾功能不全患者易发生低血糖，故不建议这类患者使用预混胰岛素降糖，建议使用餐时胰岛素或联合长效胰岛素类似物降糖，并注意加强血糖监测。

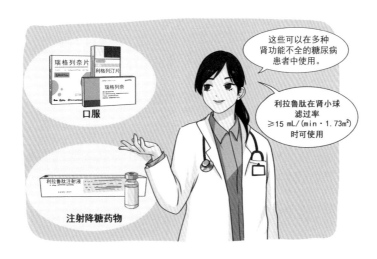

■ 有蛋白尿的患者必须用胰岛素吗？

否。如果患者只并发蛋白尿，无肾小球滤过率下降，并不会影响肾小球的排泄功能，故仍然可选择经过肾脏排泄的其他降糖药物，甚至可以使用二甲双胍。

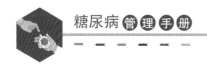

妊娠期间高血糖的管理

■ **妊娠期间的高血糖包括哪些情况？**

妊娠期间的高血糖包括 3 种情况：糖尿病合并妊娠（已患有糖尿病的患者发生妊娠）、妊娠期间显性糖尿病（既往未发现糖尿病，在产检时提示达到非孕期糖尿病的标准）、妊娠糖尿病（妊娠期首次发现的不同程度的糖耐量异常）。

■ **哪些女性容易发生妊娠糖尿病？**

年龄 ≥ 35 岁、孕前超重或肥胖、有糖耐量异常史、有多囊卵巢综合征；有一级亲属糖尿病家族史；有不明原因的死胎、死产、多次自然流产史、巨大儿分娩史、胎儿畸形和羊水过多史；有妊娠糖尿病病史；本次妊娠期发现胎儿大于孕周、羊水过多、早孕期空腹尿糖阳性者；新生儿呼吸窘迫综合征分娩史者。上述是妊娠糖尿病的高危人群。

■ **如何筛查妊娠糖尿病？**

妊娠糖尿病高危人群首次产检就需要测空腹血糖或联合 75 g 口服葡萄糖耐量试验明确血糖是否正常。所有未曾筛查妊娠糖尿病的孕妇、非高危人群、首次产检血糖正常的高危孕妇都需要在妊娠 24 ～ 28 周用 75 g 口服葡萄糖耐量试验明确糖代谢状态。

■ **你知道妊娠糖尿病的诊断标准吗？**

妊娠期任意时间，满足以下一点即可诊断为妊娠糖尿病：①空腹血糖：5.1 ～ 6.9 mmol/L（92 ～ 125 mg/dL）。②75 g 口服葡萄糖耐量试验中 1 小时血糖 ≥ 10 mmol/L（180 mg/dL）。③2 小时血糖：8.5 ～ 11 mmol/L（153 ～ 199 mg/dL）。

■ 高血糖会给妊娠带来哪些危害?

　　妊娠期间高血糖对母婴可造成不良影响（表11-2）。孕妇在孕期容易发生糖尿病酮症酸中毒、难产等；妊娠糖尿病孕妇产后易发展为2型糖尿病；会给子代带来短期影响和长期影响，如子代容易发生超重、肥胖、糖尿病和代谢综合征等。

表 11-2　妊娠期间高血糖对子代的近期影响

对胚胎及胎儿的影响		对新生儿的影响
孕前糖尿病带来早期影响	妊娠糖尿病影响胎儿发育	
自然流产	巨大胎儿	产伤
胎儿畸形	高胰岛素血症	早产
胎儿发育异常	胎儿肺发育成熟延迟	低血糖
		新生儿呼吸窘迫综合征

■ 患者如何怀上健康的宝宝?

　　要确保怀上健康的宝宝，糖尿病患者一定要计划妊娠（包括采用辅助生殖技术），在糖尿病未得到满意控制之前应避孕（或暂缓妊娠），有严重糖尿病慢性并发症（如糖尿病肾病等）的女性不宜怀孕。

■ 患者计划妊娠前要做哪些准备工作?

　　①由糖尿病专业医生和妇产科专业医生评估是否适合妊娠。②应在受孕前进行如下准备：全面检查，包括血压、心电图、眼底、肾功能及糖化血红蛋白；停用口服降糖药物，改用胰岛素控制血糖；严格控制血糖，在不出现低血糖的前提下，空腹和餐后血糖尽可能接近正常，建议糖化血红蛋白 < 6.5% 时妊娠；应用胰岛素治疗者可糖化血红蛋白 < 7%，餐前血糖 3.9 ～ 6.5 mmol/L，餐后血糖 < 8.5 mmol/L；严格将血压控

制在 130/80 mmHg 以下。停用依那普利、贝那普利、培哚普利、厄贝沙坦、缬沙坦等，改为甲基多巴、氨氯地平、拉贝洛尔等降血压；停用辛伐他汀、阿托伐他汀、瑞舒伐他汀、非诺贝特、阿昔莫司等调脂药物，鼓励孕前服用叶酸；加强糖尿病教育，戒烟。

▌妊娠期间血糖的控制目标是多少？

空腹血糖 3.3 ～ 5.3 mmol/L，同时避免低血糖发生；餐后 1 小时血糖 4.4 ～ 7.8 mmol/L；餐后 2 小时血糖 4.4 ～ 6.7 mmol/L。

▌妊娠期间高血糖可用的降糖手段有哪些？

糖尿病合并妊娠（包括妊娠期显性糖尿病）时，血糖水平波动较大，血糖较难控制，除生活方式干预外，大多数孕妇需要使用胰岛素控制血糖，目前可用于妊娠期的胰岛素包括所有人胰岛素（短效人胰岛素、中效人胰岛素、预混人胰岛素）、速效胰岛素类似物（门冬胰岛素和赖脯胰岛素）及长效胰岛素类似物（地特胰岛素）等；妊娠糖尿病患者的血糖波动相对较小，血糖容易控制，多数患者可通过严格的饮食计划和运动（详见本书有关妊娠期运动的注意事项）使血糖得到满意控制，仅部分患者需要使用胰岛素控制血糖。

▌口服降糖药物可否用于妊娠期间高血糖的管理？

美国妇产科学会和英国健康卫生中心推荐二甲双胍和格列苯脲可用于治疗妊娠糖尿病，二甲双胍还可用于预防性治疗；美国糖尿病学会也推荐这两种药物可用于妊娠糖尿病；我国国家药品监督管理局没有批准任何一种口服降糖药物用于妊娠期降糖治疗。研究显示，格列苯脲的应用极易引发低血糖，二甲双胍可以通过胎盘，这两种药物用于妊娠期间的远期安全性没有追踪观察，而其他的口服降糖药物在药品说明书中明确显示对胚

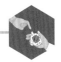

胎有毒性作用或无妊娠期安全性资料等。

▋ 妊娠糖尿病产后还需要管理吗?

　　需要。孕期高血糖对母子两代人的影响不因妊娠终止而结束。产后妊娠糖尿病患者多可停用胰岛素，糖尿病合并妊娠和妊娠期显性糖尿病者胰岛素剂量至少减少 1/3。鼓励母乳喂养。糖尿病合并妊娠产后管理同普通糖尿病人群。妊娠期显性糖尿病产后需要重新评估糖尿病类型及糖代谢状态。妊娠糖尿病需要进行短期及长期随访：产后 6 ～ 12 周行 75 g 口服葡萄糖耐量试验评估糖代谢状态；1 年时再行 75 g 口服葡萄糖耐量试验评价糖代谢状态；无高危因素女性 2 ～ 3 年后行 75 g 口服葡萄糖耐量试验筛查1 次。

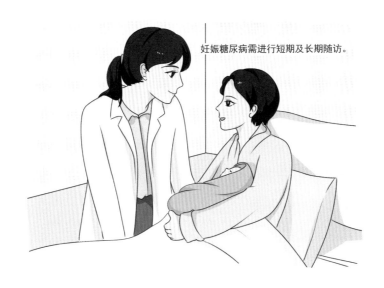

妊娠糖尿病需进行短期及长期随访。

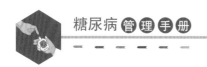

老年糖尿病患者的治疗

■ 什么是老年糖尿病?

老年糖尿病指的是年龄 ≥ 60 岁（世界卫生组织界定 ≥ 65 岁）的糖尿病患者，包括老年前患糖尿病和老年后新发糖尿病患者。一般来说，患病越晚提示胰岛 β 细胞代偿能力越好。老年后患糖尿病更多表现为胰岛素抵抗。

■ 老年糖尿病都是 2 型糖尿病吗?

否。老年患者可以有各种类型的糖尿病，但 90% 的老年糖尿病都是 2 型糖尿病，可能与年龄的增长、肥胖、肌肉量减少、缺乏锻炼，引起胰岛素抵抗和胰岛 β 细胞分泌功能受损相关。

■ 老年糖尿病有哪些特征?

①老年糖尿病可有各种类型。2 型糖尿病是主要类型，以餐后血糖升高为多见，尤其是新诊断的患者。②低血糖风险增加且对低血糖耐受性差，容易发生无症状性低血糖及严重低血糖。③急性并发症症状不典型，易误诊或漏诊。合并慢性并发症及合并症的比例高，常合并或并发认知障碍、痴呆、骨折、心血管病变、缺血性脑梗死、下肢动脉闭塞、糖尿病足、慢性肾功能衰竭、糖尿病外周神经病变、糖尿病视网膜病变、关节病变及抑郁症，更容易出现运动损伤及跌倒。④常发生肾功能损伤。三分之一的老年糖尿病患者有中重度肾功能不全。肾功能受损会给老年患者药物使用安全性带来很大的隐患，要相应调整治疗剂量或停用。⑤常伴肌少症（骨骼肌减少症）及机体衰弱，容易并发老年综合征。⑥易合并肿瘤和呼吸、消化系统疾病。

■ **哪些老年糖尿病患者易发生低血糖?**

老年糖尿病患者有以下一种或几种情况时，易发生低血糖：糖尿病病程长、使用胰岛素和某些磺脲类药物治疗、多重用药、过度治疗、饮食不规律或饮食障碍、运动量过大或不规律、自理能力差、有低血糖病史、肝肾功能障碍、认知功能障碍、胃造瘘饲管堵塞等。

■ **老年综合征及其对老年糖尿病的影响**

老年综合征是老年人群中常见的与年龄相关的疾病组合，包括智能和体能的缺陷、自伤和他伤防护能力的下降、跌倒和骨折风险的增加、认知障碍和抑郁、尿失禁、疼痛、用药过多等。这些对老年糖尿病患者的自我管理会带来负面影响。

■ **老年糖尿病患者如何安全度过晚年?**

老年糖尿病患者需要通过专科医生制订个体化的治疗方案。专科医生首先对糖尿病患者的健康状况，包括血糖控制水平、自身血糖调节能力、自我管理能力、并发症和脏器功能，以及是否合并高血压、血脂异常、高尿酸血症和肥胖等进行综合评估，然后确定综合控制目标和选择治疗方案。

■ **老年糖尿病患者自身健康状况不同，其血糖控制方案和目标也不同**

表11-3对老年糖尿病患者的健康状况进行了分级（层），并详细列举了不同"健康"层级的老年糖尿病患者血糖、血脂、血压等的控制目标与方案，老年糖尿病患者经专科医生评估后，可对照表11-3进行自我评估。

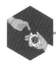

表 11-3 2019 年美国糖尿病学会糖尿病指南——根据健康状况分层的老年糖尿病综合控制目标

患者特点 / 健康状况	评估	合理的糖化血红蛋白目标	空腹或餐前血糖（mmol/L）	睡前血糖（mmol/L）	血压（mmHg）	血脂
健康（合并较少的慢性疾病，认知和功能状态完好）	预期寿命较长	< 7.5%	5.0 ~ 7.2	5.0 ~ 8.3	< 140/90	他汀治疗，除非有禁忌证或不能耐受
复杂 / 中等程度的健康（多种并存的慢性疾病，或 2 项以上的日常活动能力受损，或轻到中度的认知功能障碍）	中等长度的预期寿命，高治疗负担，低血糖风险和跌倒风险高	< 8.0%	5.0 ~ 8.3	5.6 ~ 10.0	< 140/90	他汀治疗，除非有禁忌证或不能耐受
非常复杂 / 健康状况较差（需要长期护理，或慢性疾病终末期，或 2 项以上的日常活动能力受损，或轻到中度的认知功能障碍）	有限的预期寿命，治疗获益不确定	< 8.5%	5.6 ~ 10.0	6.1 ~ 11.1	< 150/90	药物的获益（以二级预防为主）

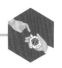

老年糖尿病患者能使用二甲双胍吗？

年龄不是使用二甲双胍的禁忌证。二甲双胍是《中国老年 2 型糖尿病诊疗措施专家共识（2018 年版）》推荐的基础用药，绝大多数老年 2 型糖尿病患者可以使用。由于二甲双胍 90% 从肾脏排泄，因此，只要老年糖尿病患者肾功能没有重度受损，肾小球滤过率在 45 mL/（min·1.73 m²）及以上，就可以安心使用。

另外，由于二甲双胍增加葡萄糖的无氧酵解，使乳酸产生增加，而乳酸在肝脏代谢为尿素排泄，因此，肝功能受损的患者不建议使用。机体如有缺氧性疾病（如心力衰竭、严重阻塞性睡眠呼吸暂停低通气综合征、高热等）时，会增加乳酸的来源，这种情况下也不建议使用二甲双胍，以免诱发乳酸酸中毒。

二甲双胍可能引起体重下降，对于体形消瘦、虚弱的老年 2 型糖尿病和 1 型糖尿病患者也不建议单独使用。

老年糖尿病患者使用降糖药物要注意些什么？

①首选不易出现低血糖的口服降糖药物，如二甲双胍、阿卡波糖等 α-葡萄糖苷酶抑制剂、西格列汀和利格列汀等二肽基肽酶Ⅳ抑制剂等；②年龄不是使用二甲双胍的禁忌证；③尽量避免使用降糖效果很强、作用时间很长、低血糖纠正困难、可能带来严重不良后果的药物，如格列本脲；④避免使用可能有潜在不良影响的药物；⑤口服降糖药治疗不达标，起始胰岛素治疗时首选基础胰岛素；⑥老年糖尿病患者常多病共患，要注意药物之间的相互作用，避免不合理用药。

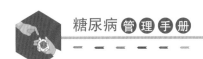

造影前后是否要停用二甲双胍

　　肾功能正常的糖尿病患者，造影前不必停用二甲双胍，但使用造影剂后应在医生的指导下停用二甲双胍 48 ～ 72 小时，复查肾功能正常后可继续用药；对于肾功能异常的患者，使用造影剂及全身麻醉术前 48 小时应暂停使用二甲双胍，之后还需要停药 48 ～ 72 小时，复查肾功能正常后可继续用药。

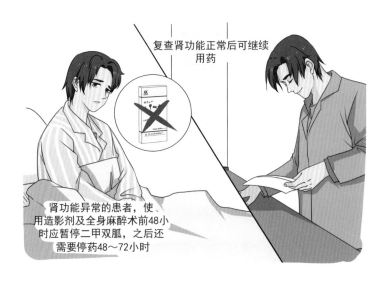

复查肾功能正常后可继续用药

肾功能异常的患者，使用造影剂及全身麻醉术前48小时应暂停二甲双胍，之后还需要停药48～72小时

肝功能不全患者的治疗

　　许多药物需要经肝脏代谢，如果丙氨酸氨基转移酶升高超过参考值 2.5 ～ 3.0 倍及以上，一般不建议使用胰岛素以外的降糖药物。肝脏是肝

糖原合成、分解及糖异生的部位，严重肝功能不全患者容易发生空腹低血糖和餐后高血糖，要注意监测血糖，及时调整胰岛素的方案和剂量。

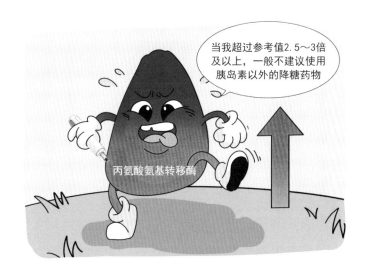

糖尿病合并阻塞性睡眠呼吸暂停低通气综合征的治疗

▌什么是阻塞性睡眠呼吸暂停低通气综合征？

糖尿病患者出现下列情况要考虑可能患有阻塞性睡眠呼吸暂停低通气综合征（obstructive sleep apnea-hypopnea syndrome，OSAHS）：打鼾、白日嗜睡、肥胖、严重胰岛素抵抗、血糖控制困难、顽固难治性高血压（以晨起高血压为突出表现）、夜间心绞痛、难以纠正的心律失常、顽固性充血性心力衰竭、反复发生脑血管疾病、癫痫、痴呆、遗尿、夜尿增多、性功能障碍、性格改变、不明原因的慢性咳嗽、不明原因的红细胞增多症等。

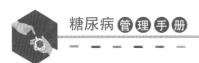
阻塞性睡眠呼吸暂停低通气综合征是指在睡眠中因咽喉以上的上气道阻塞引起的呼吸暂停，其特征表现为口鼻腔气流停止而胸腹呼吸尚存，是一种累及多系统并造成多器官损害的睡眠呼吸疾病，是2型糖尿病常见的共病之一，其可通过多导睡眠监测仪确诊。

■ 阻塞性睡眠呼吸暂停低通气综合征与糖尿病是什么关系？

阻塞性睡眠呼吸暂停低通气综合征患者不但容易发生2型糖尿病，而且会促进糖尿病慢性并发症的发生、发展，容易发生心脑血管疾病。此外，糖尿病患者合并阻塞性睡眠呼吸暂停低通气综合征发生率高、知晓率低，要注意筛查。一般要到正规医院进行多导睡眠监测仪检查，确定诊断后在呼吸训练师的帮助下，进行持续气道正压通气治疗（呼吸机），纠正阻塞性睡眠呼吸暂停低通气综合征造成的缺氧可以改善胰岛素敏感性，血糖控制会变得容易。这种呼吸机可以带回家在睡觉时佩戴。

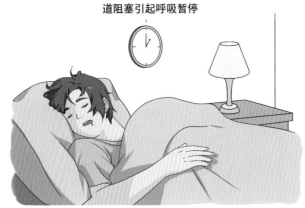

阻塞性睡眠呼吸暂停低通气综合征是指在睡眠中因咽喉以上的上气道阻塞引起呼吸暂停

■ 糖尿病遇上阻塞性睡眠呼吸暂停低通气综合征时要注意什么？

①生活方式干预：减重、戒烟酒、戒辛辣刺激食物、避免服用镇静药物、避免过度劳累、改变睡眠体位或减少仰卧；②降糖药物使用：尽可能

使用不增加体重的药物，低氧血症严重者慎用或禁用二甲双胍；③改善阻塞性睡眠呼吸暂停低通气综合征的治疗：排查及治疗其他原因所致的阻塞性睡眠呼吸暂停低通气综合征，持续气道正压通气治疗为首选治疗方式。

重大传染病疫情防控期间糖尿病患者的管理

重大传染病疫情是指某种传染病在短时间内发生，波及范围广泛，其发病率远远超过常年的发病水平。例如，新型冠状病毒疫情对糖尿病患者的影响，普及疫情防控期间住院与居家糖尿病患者的管理方法也是提供参考思路。

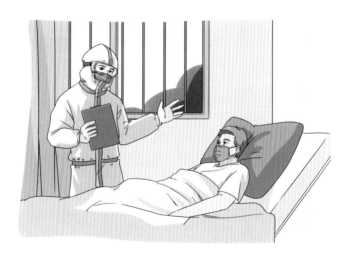

▊ 疫情防控期间对糖尿病的影响

血糖控制不佳的糖尿病患者会增加呼吸道感染的风险。由于糖尿病患者的免疫状态发生改变，导致其对病毒的易感性增加，而病毒感染既可诱发糖尿病，又可导致糖尿病患者血糖出现急剧波动，对患者的预后产生不良影响。

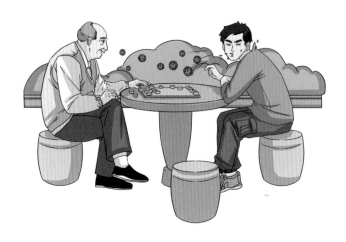

疫情防控期间糖尿病患者的居家管理

提醒家庭糖尿病患者疫情防控期间感染的风险很高。①配备足够的血糖试纸（配血糖仪），尽量配酮类试纸。②配备低血糖治疗工具包，并注意在每次使用时进行补充。③做好血糖、药物、体温、食物和体重的书面记录。④注意建立每日足部护理监测计划，以确保良好的足部健康。⑤确保与当地糖尿病专科医护人员、社区医护人员及家庭医生保持良好的沟通。

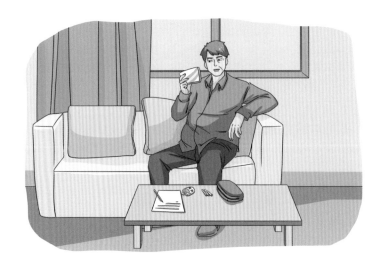

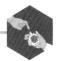

▌分类管理，对号入座

（1）如果患者血糖稳定、非新型冠状病毒感染患者，继续当前糖尿病常规治疗，密切监测新型冠状病毒感染症状。

（2）如果是糖尿病合并新型冠状病毒感染病情稳定的患者，即使食欲减退，也要继续进行常规糖尿病治疗，并定期监测血糖，以避免出现高血糖（≥ 12 mmol/L）和低血糖（＜ 3.9 mmol/L）。

（3）如果是糖尿病合并新型冠状病毒感染者，并且出现不适症状，正在使用口服降糖药治疗的患者：①调整口服降血糖药物，并确保定期和频繁检测血糖。②对发烧和急性疾病的患者停用二甲双胍。③停止服用 SGLT-2 抑制剂，根据需要添加不同的口服降糖药物治疗，如利格列汀等。④如果血糖继续上升并保持在 12 mmol/L 以上，注意联系糖尿病专科医生，因为在某个阶段可能需要开始使用胰岛素治疗。⑤如果无法接受口服药物治疗，求助于当地糖尿病医生，改为胰岛素治疗。

（4）如果是糖尿病合并新型冠状病毒感染，并且出现不适症状，正在使用口服降糖药治疗的患者：①寻求糖尿病医生的建议；密切监测血糖（每2～4小时测1次血糖）。②继续常规剂量的胰岛素注射，密切监测血糖，并根据现有的胰岛素方案，将胰岛素上调或下调2～4个单位或按照糖尿病医生的建议调整。③如果血糖超出 7～12 mmol/L 的目标范围，则每6小时调整1次。

▌合并新型冠状病毒感染的住院糖尿病患者管理

（1）入院评估：①评估入院前糖尿病治疗方案，是否存在并发症、其他器官功能不全及心脑血管疾病，营养状态、进食等情况。②判断发生低血糖的风险程度。③检测血糖、血清酮体、糖化血红蛋白、电解质。

（2）血糖管理目标：根据病情血糖控制建议坚持个体化原则及分层管理。

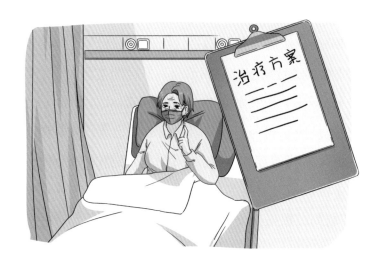

（3）治疗策略：与常规控制方案不同，建议首选胰岛素控制血糖，暂停使用二甲双胍。胰岛素治疗期间监测三餐前、三餐后 2 小时和睡前共 7 个时间点的血糖，必要时加测夜间血糖。

对于轻型患者建议皮下注射胰岛素；对于重型或危重型患者，建议持续静脉胰岛素输注。

若患者临床状况较稳定，进食规律，可恢复使用口服降糖药治疗。若存在严重感染合并低氧状态时，建议暂停使用二甲双胍。

第十二章
儿童青少年
与糖尿病

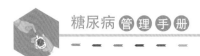

糖尿病为何找上孩子

如果你认为糖尿病是中老年人的专属，所有的糖尿病都是一个模样，那你就大错特错了！如前所述，糖尿病可分为4种类型，每种类型都有自己的特点。

下面重点介绍好发于儿童青少年人群的1型糖尿病。

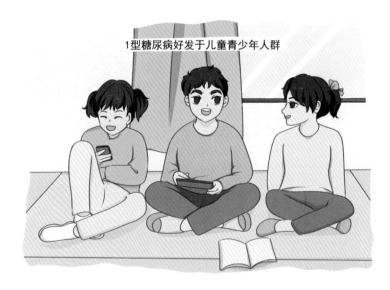

1型糖尿病好发于儿童青少年人群

胰岛素的作用是维持生命、控制血糖，1型糖尿病因胰岛素绝对缺乏会出现明显的"三多一少"的症状，即吃得多、喝得多、尿得多、体重减轻。如果你还很年轻，就出现了"三多一少"症状，那么就去医院内分泌科找医生做1型糖尿病检测。但有一点很重要，1型糖尿病极少发生于6个月以内的婴儿，如果孩子在6月龄之前就得了糖尿病，需要及时到有资质的大型医院就诊，筛查是否为基因突变导致的新生儿糖尿病。

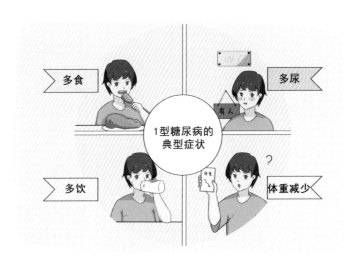

1 型糖尿病典型"三多一少"症状

为什么孩子会得 1 型糖尿病呢？目前研究的结果表明可能的原因有 3 种。

遗传因素

父母任意一方患有 1 型糖尿病，他们的孩子比健康孩子患病的概率就高一些。研究表明，1 型糖尿病患者发病的年龄越小，遗传因素的影响越大，越容易传给下一代，具体遗传风险见表 12-1。

表 12-1　1 型糖尿病的一级亲属发生 1 型糖尿病的风险

与患者的关系	发生糖尿病的概率	注释
单卵双生子	50%	几乎所有胰岛素自身抗体阳性者均进展至糖尿病
异卵双生子	6%	终身发生糖尿病的风险大约为 6%
患者的同胞	3.2%	终身发生糖尿病的风险大约为 3.2%
T1DM 父亲的后代	4.6%	比糖尿病母亲的后代患病风险大
T1DM 母亲的后代	3%	比糖尿病父亲的后代患病风险小

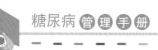
（续表）

与患者的关系	发生糖尿病的概率	注释
患者的双亲	1%	多数仅有单个胰岛素自身抗体阳性
携带 *DR3/4*、*DQ8* 易感基因型的同胞	> 25%	非双生儿亲属中发病风险最高

免疫系统

当免疫系统出了问题，身体把自己的胰岛 β 细胞当作"外来敌人"，攻击并杀死它们，就好比一场家族"内斗"现象。

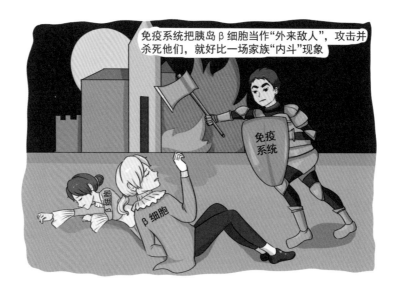

1 型糖尿病可能与免疫系统攻击自身胰岛 β 细胞有关

环境因素

病毒感染或一些化学因素也可能伤害胰岛细胞。例如，有些患者经历家庭装修后得了 1 型糖尿病，这是因为某些化学元素破坏了胰岛细胞，造成胰岛素缺乏，进而引发 1 型糖尿病。糖尿病不会传染，也不会影响其他人的生活！我们应该向身边的亲人、朋友，尤其要对孩子学校的老师及同学解释清楚。同时，应该鼓励在社区、学校等地方定期播放 1 型糖尿病公益视频，让更多的人认识和了解糖尿病，让患者在职场上得到公平竞争的机会，感受社会给予的关爱、理解和尊重。

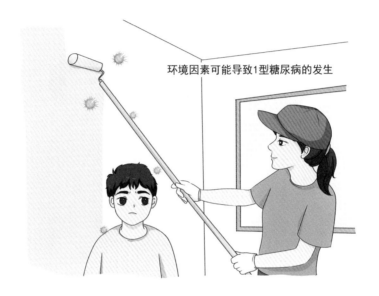

环境因素可能导致1型糖尿病的发生

孩子得了糖尿病，该打针还是吃药？

孩子得了糖尿病，该打针还是该吃药？首先要看具体诊断为什么类型的糖尿病。

如果诊断的是 1 型糖尿病，这种类型的糖尿病是胰岛素绝对缺乏导致的，就需要补充外来的胰岛素，这类患儿是需要终身使用胰岛素治疗的。目前被国家药品监督管理局批准用于儿童的胰岛素主要有门冬胰岛素（2 岁以上）、地特胰岛素（6 岁以上）及赖脯胰岛素（12 岁以上）。推荐每日

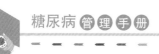
多次注射，即长效胰岛素搭配速效胰岛素治疗方案；或者是使用预装了速效胰岛素的胰岛素泵进行持续的胰岛素皮下输注，这些治疗方案都在尽量模拟人体正常的胰岛素分泌模式。

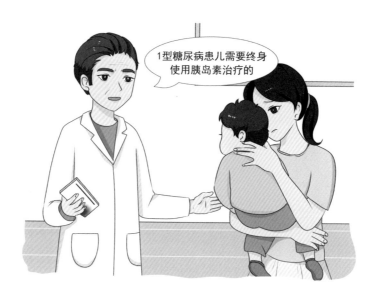

1型糖尿病患儿需要终身使用胰岛素治疗的

孩子得了糖尿病，该去看医生

如果被诊断为 2 型糖尿病，这一类患儿多合并肥胖，是因为胰岛素抵抗，也就是胰岛素发挥不到应有的作用所导致的。那么首要的任务是先减肥，体重降下来了，胰岛素的敏感性也就增加了。但如果控制饮食、减轻体重还达不到血糖预期目标，可以口服二甲双胍或者适当使用胰岛素帮助控制血糖。

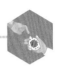

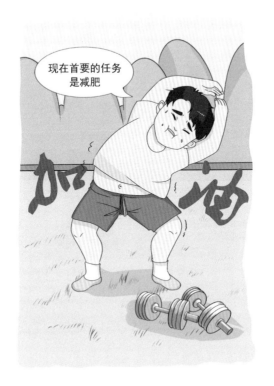

2 型糖尿病肥胖儿童首要任务是减肥

　　对于一些特殊类型的糖尿病，如单基因糖尿病，那么可能需要先通过基因诊断等检查，明确病因后再行相应的治疗。这一类型的糖尿病很容易被误诊为 1 型糖尿病或 2 型糖尿病，而很多时候胰岛素治疗是效果不佳的。因此，一旦发现孩子得了糖尿病，建议到正规的三甲医院就诊，明确糖尿病的类型后再进行相应的治疗。

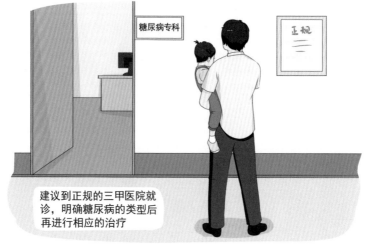

建议到正规的三甲医院就诊，明确糖尿病的类型后再进行相应的治疗

对于患儿来说，治疗也和所有糖尿病患者一样，包括"五驾马车"，药物治疗只是其中的一种，适当控制饮食、规律锻炼、规律的血糖监测及加强糖尿病教育都要跟上。

儿童青少年糖尿病的家庭照护——胰岛素注射篇

▌孩子害怕打针，总是哭闹、扭动，怎么办？

幼小的儿童有可能害怕打针，因此在注射胰岛素时要尽量让孩子的注意力放在其他事情上（如看动画片），这样可以让孩子放松。同时，在注射时，尽量保持孩子注射胰岛素的部位不动，避免挣扎刺伤孩子、断针或针头脱出导致注射剂量不准确。如果情况许可，长效胰岛素可以在孩子睡着时注射。

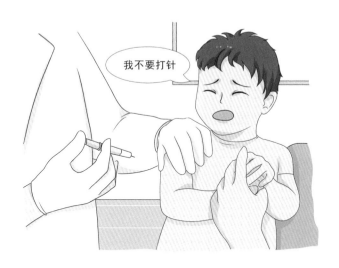

▍儿童青少年胰岛素注射有哪些注意事项？

推荐使用 4 mm 胰岛素注射针头，根据孩子体型垂直或倾斜 45°进针。

推荐使用微调笔（儿童笔），诺和笔和优伴笔都有儿童笔，可精确至 0.5 个单位。现在还有电子胰岛素笔，这种笔可搭配多种笔芯，可定制计量 0.1 个单位的儿童型。

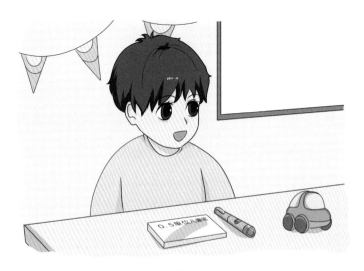

儿童笔

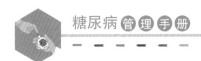

■ 哪些胰岛素适用于儿童青少年？

很多家长都有这样的困惑，市面上这么多胰岛素，到底哪些是我家孩子可以用的，哪些是不可以用的？根据孩子的年龄，请你参考表 12-2。

表 12-2　美国食品药品监督管理局和我国国家药品监督管理局批准用于儿童的胰岛素类型

胰岛素类型	胰岛素名称	美国食品药品监督管理局批准用于儿童	我国国家药品监督管理局批准用于儿童
速效	赖脯胰岛素	是	12 岁以上
	门冬胰岛素	是	2 岁以上
	谷赖胰岛素	是	否
短效	常规人胰岛素	是	不确定
中效	NPH	是	是
长效	甘精胰岛素	是	6 岁以上
	地特胰岛素	是	6 岁以上

儿童青少年糖尿病的家庭照护——血糖监测篇

■ 儿童青少年血糖监测的达标值

常碰到这样的家长，孩子的血糖到 7 mmol/L 就开始紧张，血糖到 10 mmol/L 就开始追加胰岛素，一不小心胰岛素就打多了，使孩子频繁发生低血糖。这样做对不对？ 1 型糖尿病患儿是不是血糖控制得越低越好？并不是，大量的研究证据表明儿童在发育中的大脑比成年人的大脑更容易受到低血糖的损害。

1 型糖尿病患儿血糖控制的目标是在控制高血糖、预防低血糖及维持正常的生长发育之间取得平衡。因此，儿童青少年血糖控制的标准要比成年人宽松许多。那么，儿童青少年 1 型糖尿病患儿各时间点的血糖到底要控制在怎样的范围呢？请参考表 12-3。

表 12-3　儿童青少年血糖控制目标

治疗方案	理想维持	一般建议 / 需要调整	高风险必须调整
血糖（mmol/L）			
空腹或餐前	5～8	＞8	＞9
餐后	5～10	10～14	＞14
睡前	6.7～10.0	10～11 或＜6.7	＞11 或＜4.4
凌晨	4.5～9.0	＞9 或＜4.2	＞11 或＜4
糖化血红蛋白（%）	＜7.5	7.5～9.0	＞9

▍避免孩子频繁扎手指的神器——动态血糖监测仪

动态血糖监测是通过葡萄糖感应器监测皮下组织液的葡萄糖浓度而间接反映血糖水平的监测技术。通过动态血糖监测可以：①提供连续、全天的血糖信息。②有助于了解连续数天血糖波动的趋势。该方法对发现不易被自我血糖监测方法所检测出的高血糖与低血糖，尤其是对发现无症状性低血糖可能有益。

中国市场上使用较常见的实时动态血糖监测设备有辅理善、雅培瞬感扫描式葡萄糖监测仪，同时目前有多种国产的动态血糖监测设备问世。辅理善瞬感扫描式葡萄糖监测仪是通过一根细小的柔性探头植入皮下作为传感器，用粘贴片固定后，即可用扫描检测仪扫描传感器，得出葡萄糖数值。

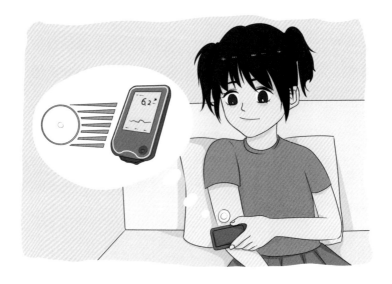

瞬感扫描式葡萄糖监测仪

儿童青少年糖尿病的家庭照护——
饮食运动篇

吃不饱，动不了，这些照护宝典要知晓。

常规控糖的说法是管住嘴，迈开腿，每天只吃七分饱；少吃米饭，多吃蔬菜，饿了就吃蔬菜，可以降血糖，还能少打胰岛素。但儿童青少年患儿处在生长

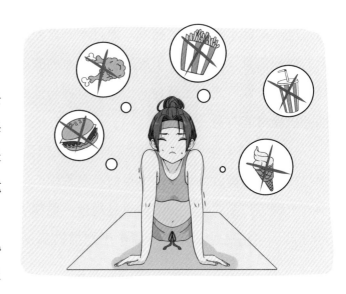

发育的关键时期，身体需要更充足的营养，以上方法用到这群孩子身上，用不了多久就会营养不良，"人是铁，饭是钢，一顿不吃饿得慌"。

儿童青少年正处在一个好动的年龄阶段，同时国家对儿童青少年的身体素质培养也越发重视，患儿和家长对运动充满担忧：运动或玩耍时太开心太投入，忘了时间也忘了要测血糖，直至低血糖发作了才猛然醒悟，赶紧吃糖等。

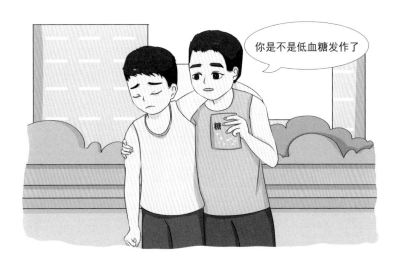

针对这部分人群的特点，如何做到既要保证血糖控制好又要保障生长发育的营养所需，并在强身健体的同时巧妙避免低血糖，我们给大家几点建议。

▌切勿用饥饿疗法

儿童青少年患儿健康均衡饮食就好，在调整血糖和胰岛素之间，饮食种类、数量和时间要相对固定，以便更好地控制血糖。

▌选择肉类食物

提到营养，大家肯定会想到孩子们长个要多吃肉。那该按照优先级别排序摄取：水产类＞禽类＞畜肉（畜肉应选瘦肉）。简单地说，按照肉质的颜色，则白肉优先于红肉；按照腿的多少，则没有腿的好过有腿的，2 条腿的好过 4 条腿的，4 条腿的要选瘦的。

蔬菜水果不可缺

推荐每人每天吃蔬菜 300 ～ 500 g，深色蔬菜占 1/2；做到餐餐有蔬菜，在一餐的食物中，蔬菜的重量占 1/2。但蔬菜吃得太多会导致吃不下其他种类的食物，不均衡摄入营养素容易导致营养不良。至于水果，当然可以吃，不过要把握好吃水果的时机：在血糖控制达标的情况下，可在两餐之间即加餐时适量吃水果。

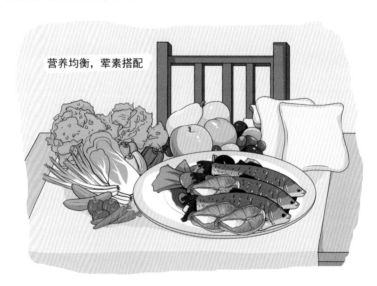

营养均衡，荤素搭配

运动前一定要测血糖

运动前的血糖水平，是判断能否运动的关键之一，也是加不加餐的决定性因素。血糖在 5.0 ～ 15 mmol/L 是安全运动的关键，但是还得根据实际情况来选择运动方式，并调整胰岛素剂量和进食。

"武装到位"

即使血糖达标了，也不代表就能马上运动。在运动前，患儿还得"武装到位"，带上"装备"，以备不时之需。四字法则——糖、水、装、足：身上要带糖，水要带够，备齐装备（如血糖仪、透气性好的鞋袜），检查脚上（足）有没有伤口。而运动后根据运动时间及运动时体内的胰岛素水平来决定加不加餐、加多少量的餐。运动是控糖的重要途径，温馨提醒各位患儿应科学运动，盲目运动可能有生命危险。

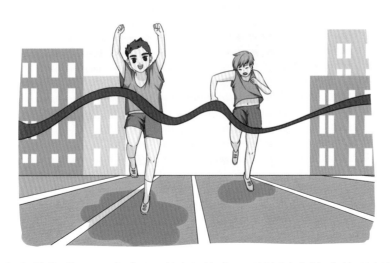

中南大学湘雅二医院建立了国内首个 1 型糖尿病综合管理门诊，通过与营养科、康复科、眼科、心理科、护理部等多学科合作、多学科管理的模式，极大提高了 1 型糖尿病患者的代谢控制水平和疾病自我管理能力，并且该模式在全国各地 200 多所联盟医院正进行推广和普及，同时每年牵头开展康乐营活动，这是目前全球规模最大的 1 型糖尿病患者线下活动，如有需求，可以关注"1 型糖尿病联盟"公众号。

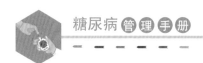

儿童青少年糖尿病的家庭照护——求学篇

在儿童青少年患儿中，有时会遭遇到被学校拒收或者劝退的不公待遇。面对这样的困境，我们该怎么做？如何保障每个孩子都有平等的入学机会？

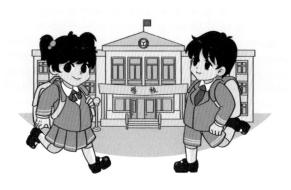

对于幼儿园老师劝退孩子，我们要理性看待。当面对此事会很生气，但是我们不能带着怒气去解决这个问题，我们要换位思考，去理解老师，因为老师可能对糖尿病完全不了解，如果父母怒气冲冲去跟老师理论，可能会越辩越乱，适得其反。首先要与老师科学地沟通，若沟通无效，则可以选择联系我们：中国1型糖尿病联盟等组织在全国开展了甜蜜校园行的一些活动，目的就是帮助这些孩子们顺利就学。中南大学湘雅二医院国家代谢性疾病临床医学研究中心制订了应对路径及针对家庭、孩子、老师三方的沟通应对方案和求助热线，我们会竭力帮助大家。愿孩子们的明天越来越好！

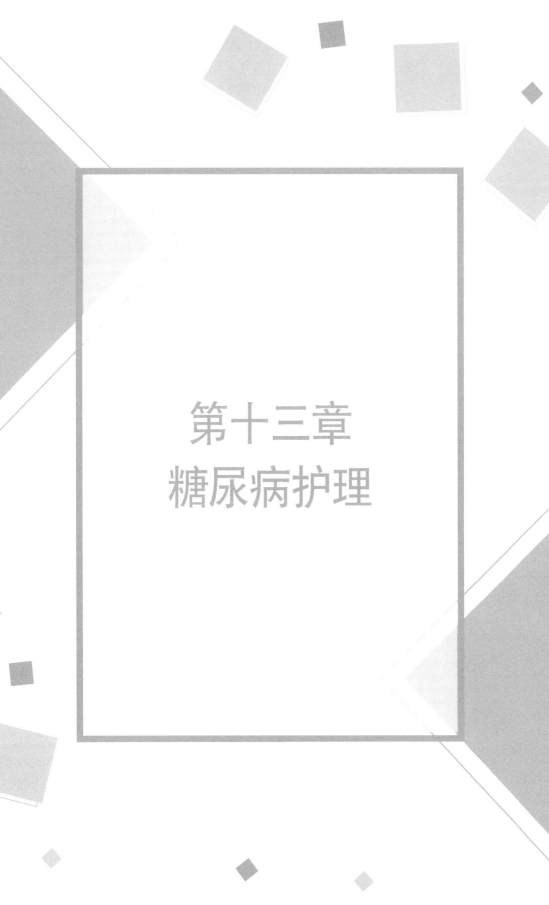

第十三章
糖尿病护理

美食巧吃更健康

▋糖尿病饮食控制为何重要？

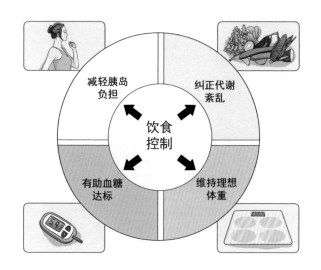

饮食控制的重要性

▋饮食享受和饮食控制不能兼得吗？

答案是二者可以兼得，关于饮食享受和饮食控制存在以下两种观点。

错误认识：饮食控制＝不能吃、不能喝，或者无所谓，饮食享受就是大吃大喝。

科学观点：科学的饮食控制应贯穿始终，科学饮食的目的是控制病情＋享受美食。

▋医生教你用"三步曲"计算每日总能量

（1）计算自己的标准体重＝身高（cm）－105：①消瘦＜标准体重

20%；②超重或肥胖＞标准体重 20%；③理想体重：标准体重 ± 10%。

（2）每天需要的能量 = 理想体重 × 能量级别。

（3）根据自己的活动量选择适合自己的能量级别。活动量不同，所选择的能量级别也不同。

▍每日三餐该如何分配？

一日三餐最常见的分配方案是早餐 1/5、午餐 2/5、晚餐 2/5 或早、午、晚各占 1/3 的热量。在糖尿病患者的三餐饮食中，可以使用以下标准餐具，有效控制进餐量和饮水量。

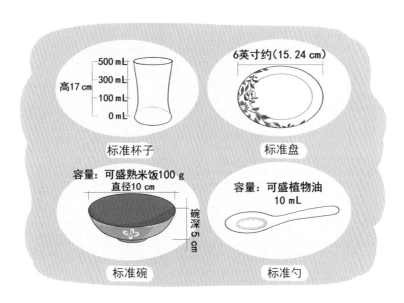

标准餐具

▍不吃或少吃主食可以更好地控制血糖是对的吗？

这种说法是错的，应使食物品种多样化，保持营养均衡。四大类食品不可缺：谷薯类、菜果类、肉蛋奶豆类、油脂类。粗细粮搭配、荤素食搭配、干稀食搭配。勿挑食，勿偏食。碳水化合物可以按标准碗吃，水果可以吃 1 个拳头大小。蛋白质可以吃 1 块，相当于掌心大小。

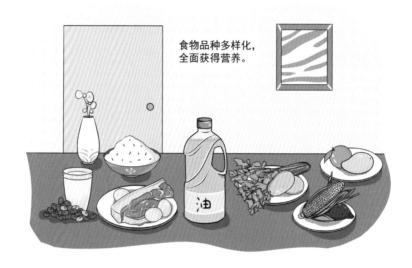

食物品种多样化，
全面获得营养。

▌糖尿病患者能吃新鲜美味的水果吗？

当然可以，但是要注意时间、时机、种类和总量。①时机：血糖控制比较理想的情况下可适量吃水果。②时间：选择在两餐之间。③种类：选择低糖分且升糖指数低的瓜果，如苹果、梨、橘子、猕猴桃等。④计量：从每天摄入的食物总能量中扣除水果能量。

▌采用何种烹调方式最合理？

烹调方法：蒸、煮、炒、溜、焖；油、盐少放点，口味清淡；不适合油炸、油煎、红烧烹调；一矿泉水瓶盖的盐（约 6 g 盐）；15 粒花生米 = 一小把瓜子 =10 mL 油。

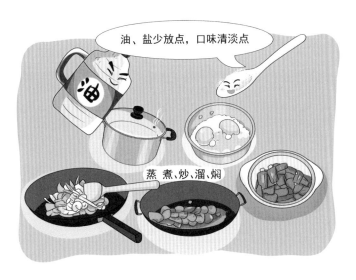

■ 如何选择保健（功能）食品?

　　保健食品≠药物，对疾病治疗可能有害，不能代替药物用来停药或减药，严禁选择"三无"产品。

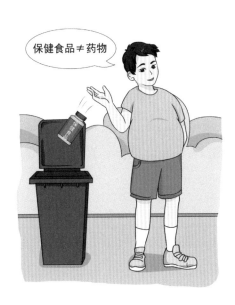

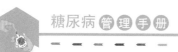

饮食方法太复杂了，有什么简便方法吗？

可以简单记忆为饮食 1、2、3、4、5 原则：1，每天 1 袋牛奶；2，每天 200 ～ 250 g 碳水化合物；3，每天 3 个单位优质蛋白（1 单位优质蛋白 = 猪肉 50 g= 鱼 100 g= 鸡蛋 1 个）；4，4 句话，即有粗有细、不甜不咸、少吃多餐、七八分饱；5，每天 500 g 蔬菜。

合理运动身体棒

合理运动有助于增加胰岛素敏感性，控制血糖，减轻体重，减少心血管危险因素，延缓并发症的发生等。

运动前准备

（1）运动前评估糖尿病的控制情况，根据患者的具体情况决定运动方式、运动时间及运动量。

（2）合理选择运动方式，具体见第六章。

（3）科学制订运动量，具体见第六章。

（4）运动时间为餐后 1 小时；不宜空腹运动，避免低血糖。

（5）运动前监测血糖。当血糖＜ 5.6 mmol/L 时可适当加餐，当血糖＞ 16.7 mmol/L，应减少活动，适当休息，等血糖降低后再运动。

（6）运动前热身 5 ～ 10 分钟，如跑步前先做一些伸展运动，再慢走，逐步加快频率。

（7）运动时应穿宽松舒适衣物及鞋袜。每天检查双足有无发红、破皮、肿胀等情况，如有上述问题应停止运动并尽快就诊。

（8）避免单独运动，运动时应随身携带糖尿病救助卡、糖果、饼干等，以防发生低血糖。

▌运动中

运动中须注意补充水分。在运动中若出现胸闷、胸痛、视力模糊等应立即停止运动，并及时处理，以免发生意外。

▌运动后

不要突然停止运动，运动后应调整 5 ～ 10 分钟。例如，慢跑 20 分钟后，逐渐改成快走、慢走、伸腰、踢腿，最后再休息。运动后要加强血糖监测。运动后应做好运动日记，以便观察疗效和不良反应。

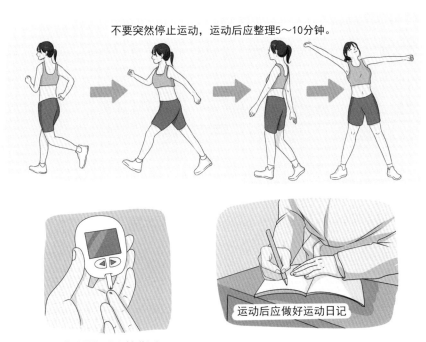

不要突然停止运动，运动后应整理5～10分钟。

运动后要加强血糖监测。

运动后应做好运动日记

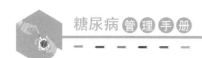

使用降糖药物的护理

▌口服降糖药

目前的降糖药主要分为胰岛素促泌剂、双胍类、α-葡萄糖苷酶抑制剂、噻唑烷二酮类、DPP-4 抑制剂与 SGLT-2 抑制剂等。

（1）胰岛素促泌剂

1）磺脲类胰岛素促泌剂（前提是具有较好的胰岛功能）

适应证：适用于饮食控制、运动治疗和体重控制后，血糖仍控制不佳的 2 型糖尿病患者。

禁忌证：①1 型糖尿病；②糖尿病合并急性并发症；③合并妊娠；④肝肾功能不全。

不良反应：①过敏性或假性变态反应；②低血糖反应（尤其是格列本脲）；③恶心、上腹饱胀等胃肠道反应。

注意事项：年老、体弱、甲状腺功能亢进症、高热、肾上腺皮质功能减退者慎用。

2）非磺脲类胰岛素促泌剂

适应证：适用于饮食控制、运动治疗和减轻体重后，血糖仍控制不佳的 2 型糖尿病患者。

禁忌证：①1 型糖尿病；②糖尿病酮症酸中毒；③妊娠及哺乳期妇女；④12 岁以下儿童。

不良反应：①偶有低血糖反应；②超敏反应。

注意事项：随餐服用，不进餐不用药。

（2）双胍类

适应证：肥胖的 2 型糖尿病患者首选药物，单纯饮食控制后血糖控制不佳的 2 型糖尿病患者，也可在单用磺脲类降糖药血糖控制不佳时联合使用。

禁忌证：①肝肾功能障碍或有心力衰竭；②妊娠期；③使用碘化造影剂。

不良反应：①胃肠道反应（最常见），如恶心、呕吐、腹泻和食欲不振，多数患者可自行缓解；②乳酸酸中毒。

注意事项：①应定期监测肾功能；②起始小剂量服用或使用肠溶片可以减轻胃肠道反应；③服药时间与间隔时间应尽量固定。

（3）α- 葡萄糖苷酶抑制剂

适应证：配合饮食控制的 2 型糖尿病患者，可与其他降糖药联合用药。

禁忌证：①严重肝肾功能异常者；②胃肠功能障碍；③儿童及妊娠期、哺乳期。

不良反应：①腹胀、腹痛等胃肠道反应较常见，主要为结肠部位未被吸收的碳水化合物发酵所致，一般继续使用或者剂量减少后症状可缓解；②单独使用该药物不易发生低血糖，但与胰岛素促泌剂或胰岛素联合使用时则可引起低血糖。

注意事项：①消化和吸收障碍的胃肠道疾病患者慎用；②小剂量开始服用可减轻胃肠道反应；③每天在相对固定的时间点服用。

（4）噻唑烷二酮类

适应证：2 型糖尿病患者，尤其是胰岛素抵抗明显者。

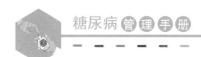

禁忌证：肝肾功能不全者慎用。

不良反应：①水肿；②部分使用者体重增加；③转氨酶增高。

注意事项：①可引起水钠潴留，诱发加重心力衰竭，心力衰竭患者应减少剂量或停用；②服药时间应尽可能固定。

（5）DPP-4 抑制剂

适应证：配合饮食和运动治疗的 2 型糖尿病患者。

禁忌证：1 型糖尿病。

不良反应：超敏反应。

注意事项：若有肾功能不全，应根据药物说明来减少药物剂量。

（6）SGLT-2 抑制剂

适应证：经饮食和运动治疗血糖仍控制不佳的 2 型糖尿病患者，或对双胍类不能耐受者。

禁忌证：①存在尿路感染或者生殖器感染者；②存在重度肾损害，具体请遵从专科医生指导；③对药物严重过敏者。

不良反应：①增加生殖系统及泌尿系统感染的风险；②酮症酸中毒（罕见）；③急性肾损伤（罕见）。

注意事项：中度肾功能不全的患者可以遵医嘱使用，重度肾功能不全者不建议使用。

（7）GLP-1RA

GLP-1RA 是一种新型的降糖药物，与传统的降糖药相比，除了降低血糖之外，还能对患者的胰岛细胞起到保护作用，有效管理体重，同时可以改善患者的血压和血脂情况。

不良反应：恶心、呕吐等胃肠道反应，但随时间延长症状会逐渐缓解。

用药指导：①应遵医嘱按剂量正确服用药物，不可自行减量或停药或更改药物，调整用药方案前需咨询医生；②服药期间做好血糖监测和记录，应定期复查；③服药时间尽量固定；④若常在每天的固定时间点发生低血糖（≥3次），应报告医生或及时就医；⑤药物的部分不良反应可自行缓解，若症状严重或加剧时应立即停止服用药物，就医调整用药方案；⑥随身携带糖果以备低血糖时使用。

正确使用胰岛素

胰岛素治疗是控制血糖的重要手段，是1型糖尿病患者的救命稻草，也是2型糖尿病患者口服降糖药存在禁忌证或者血糖仍控制不佳时的治疗手段。

（1）使用胰岛素的目的及优势

可较好地控制血糖，减少糖尿病并发症发生的风险。

（2）哪些人更适合使用胰岛素呢?

①1型糖尿病患者；②口服降糖药血糖控制仍欠佳的2型糖尿病患者；③糖尿病合并妊娠或妊娠糖尿病患者；④处于糖尿病急性并发症时期者；⑤初发的2型糖尿病患者且出现无明显诱因的体重下降时，应尽早使用胰岛素；⑥伴有严重的糖尿病慢性并发症的患者。

（3）胰岛素的分类

胰岛素根据其来源可分为3种（表13-1）。

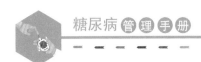

表 13-1　胰岛素分类（按来源）

类别	优势
动物胰岛素	来源广泛，价格便宜
人胰岛素	采用基因重组技术合成，与人体内的胰岛素结构相同
胰岛素类似物	改变人胰岛素的结构，更有利于模拟生理胰岛素分泌，减少低血糖的发生

（4）胰岛素有什么不良反应呢？应该如何应对呢？

低血糖预防及应对方式：①应从小剂量开始使用，并密切监测血糖，再逐步调整胰岛素剂量；②使用胰岛素期间应随身携带糖果，预防低血糖的发生。

体重增加预防及应对方式：定期监测体重，注意饮食管理与运动疗法。

过敏预防及应对方式：严密观察注射部位局部皮肤，若出现局部斑丘疹，可选择过敏反应少的人胰岛素或通过脱敏疗法缓解症状。

皮下脂肪萎缩或增生预防及应对方式：①尽量选择短的胰岛素针头，并做到 1 次 1 换；②正确、规律轮换注射部位（每次注射点之间的间隔至少 1 cm）。

（5）胰岛素的不同注射方式及注射装置

①胰岛素专用注射器（表 13-2）；②胰岛素注射笔（表 13-3）；③无针注射器（表 13-4）；④胰岛素泵（表 13-5）。

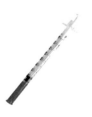

注意：不同胰岛素应用配套的胰岛素注射笔

表 13-2　胰岛素专用注射器的优缺点

优缺点	胰岛素专用注射器
优点	价格便宜，能按需混合胰岛素
缺点	不方便携带

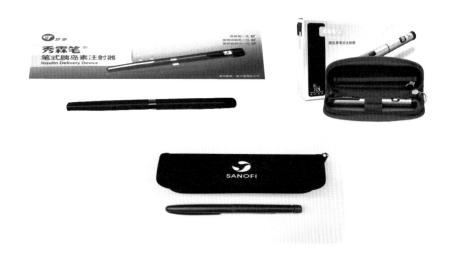

胰岛素专用注射器

表 13-3　胰岛素注射笔的优缺点

优缺点	胰岛素注射笔
优点	胰岛素笔上标有刻度，且剂量准确，减少了抽取药物的烦琐，携带及使用方便，针头细小，可减少疼痛
缺点	使用不同类型的胰岛素时不能自由配比

目前胰岛素针头的大小有 4 mm × 0.23 mm（32 G）、5 mm × 0.25 mm（31 G）、8 mm × 0.25 mm（31 G）和 12.7 mm × 0.33 mm（29 G）等。

针头越短，安全性越高，患者耐受性越好。选择针头长度须根据个体需要、个体体型、生理特点和胰岛素类型来定。4 mm 针头最安全，适合成年人和儿童，可以不分年龄、性别和体重指数（BMI）。使用 6 mm 及以上长度的针头在上臂注射时，必须由他人协助捏皮注射。在四肢或脂肪较少的腹部注射时，无论针头长短，都建议捏皮注射或者 45° 角倾斜注射。注射时应避免按压皮肤使之出现凹陷，防止针头刺入过深而达到肌肉组织。对于儿童青少年和过瘦的患者，针头尽可能选择短型，捏皮、垂直或倾斜进针，以避免注射至肌肉。

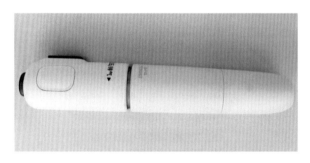

无针注射器

注意事项：①应 72 小时更换管路；②对导管材料或敷贴过敏，考虑使用替代方案（替换输液管路、胶带或者皮肤屏障）进行治疗；③体型较瘦、肌肉较多或活泼好动的患者，可能更适合以 30° ～ 45° 倾斜进针。

表 13-4　无针注射器的优缺点

优缺点	无针注射器
优点	药液分布广、分散快、吸收快而匀称，减轻患者对针头的恐惧感
缺点	价格高，拆洗安装复杂，且容易导致瘦弱的患者皮肤青肿

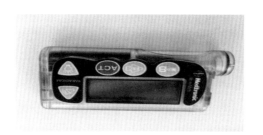

采用人工智能控制的胰岛素输入装置，通过持续
皮下胰岛素输注（CSII）方式，模拟人体胰岛素的生理分泌。

胰岛素泵

表 13-5　胰岛素泵的优缺点

优缺点	胰岛素泵
优点	减少低血糖尤其是夜间低血糖的发生，操作简便，生活自由度大
缺点	价格昂贵，须 24 小时佩戴，对使用者有较高要求

（6）胰岛素注射部位的选择

①腹部：耻骨联合以上约 1 cm，最低肋缘以下约 1 cm，脐周 2.5 cm
以外的双侧腹部。②手臂：上侧外臂中 1/3。③大腿：双侧大腿前外侧
1/3。④臀部：双侧臀部外上侧。

胰岛素吸收的速率：腹部＞上臂外侧＞大腿＞臀部外上侧。对于餐
前用的短效和预混胰岛素，选择腹部注射利于餐后血糖控制。中、长效胰
岛素首选臀部或大腿注射，尤其是晚餐前或睡前使用时，可以避免夜间低
血糖（特别是儿童青少年患者）。妊娠期的后 3 个月避免在脐周注射，可
在侧腹部捏皮注射。注意运动前不要将胰岛素注射在上臂和大腿，避免低
血糖的发生。

（7）胰岛素注射轮换

①大轮换：指的是腹部、大腿、臀部、上臂之前的轮换。②小轮换：

将腹部的注射部位等分为 4 个区域，将大腿或臀部等分为 2 个区域，每周使用 1 个等分区域并始终按照顺时针进行转换。

（8）注射部位的选择

每次在进行胰岛素注射前，应检查注射部位是否有皮下脂肪增生、硬结、水肿、炎症、溃疡、感染等，并避开以上部位。

（9）如何正确储存胰岛素？

未开封的胰岛素应置于 2～8 ℃冷藏，在标注的保质期内可以使用。启封的胰岛素（即针头穿刺橡胶塞后）可置于 25 ℃以下的室温中，避免光和热，可保存 1 个月左右。

（10）胰岛素注射的注意事项

①应严格遵医嘱，根据胰岛素的起效时间正确使用胰岛素，不可随意停止注射胰岛素，在注射期间也应监测血糖；②使用注射笔推注胰岛素完毕后，在拔出针头前至少停留 10 秒，确保药物全部被注入体内；③胰岛素的专用注射器为一次性针头，应 1 次 1 换，不宜重复使用，注射完毕后应将针头丢弃在专门盛放锐器的容器中，并放于儿童不易触及的地方，当容器装满后应丢至指定地点；④胰岛素的注射装置和剂型应相匹配，切忌混用；⑤在胰岛素携带过程中避免冷、热，不可托运，应随身携带；⑥使用胰岛素注射的过程中，应有计划地更换注射部位，以避免注射部位的感染与皮下脂肪增生的发生；⑦应提高自我管理技巧，定期监测血糖，随身携带糖果，注射后按时进餐，避免低血糖的发生；⑧使用预混胰岛素前，应充分混匀，直至液体呈白色雾状后方可注射。

糖尿病视网膜病变的护理

糖尿病视网膜病变是糖尿病最常见的微血管并发症之一，已经成为世界范围内劳动年龄人口失明的最重要原因。糖尿病 5 年内视网膜病变的发生率较少，10 年内的发生率高达 50%，20 年内的发生率高达80% ～ 90%。

▌糖尿病视网膜病变有什么临床表现？

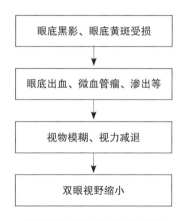

眼底黑影、眼底黄斑受损

↓

眼底出血、微血管瘤、渗出等

↓

视物模糊、视力减退

↓

双眼视野缩小

糖尿病视网膜病变临床表现

视力的改变为糖尿病视网膜病变的主要临床表现，与视网膜病变的程度和部位有关，可出现视力下降、飞蚊症、重影、视野缺损。

▌什么原因会导致糖尿病视网膜病变？

糖尿病的病程、高血糖、高血压、血脂紊乱等都是导致糖尿病视网膜病变发生、发展的重要危险因素。此外，糖尿病合并妊娠、缺乏及时的眼底筛查、吸烟等，也会影响糖尿病视网膜病变的发生、发展。糖尿病视网膜病变和糖尿病肾病一般如影相随，共同发生并危害着患者的健康。由此可见，良好地控制血糖、血压、血脂，可以预防糖尿病视网膜病变的发生及进展。

▎糖尿病视网膜病变分为哪几型呢？

根据《糖尿病视网膜病变的国际临床分级标准（2002）》可以分为以下几种类型（表 13-6）。

表 13-6　糖尿病视网膜病变分型

病变严重程度		散瞳眼底检查所见
无明显视网膜病变		无异常
非增殖期	Ⅰ期	以后极部为中心，出现微动脉瘤和小出血点
	Ⅱ期	出现黄白色硬性渗出及出血斑
	Ⅲ期	出现白色棉绒斑和出血斑
增殖期	Ⅳ期	眼底有新生血管或并有玻璃体积血
	Ⅴ期	眼底有新生血管和纤维增殖
	Ⅵ期	眼底有新生血管和纤维增殖，并发牵拉性视网膜脱离

▎什么时候进行糖尿病视网膜病变筛查呢？

糖尿病视网膜病变早期一般无明显的症状，所以定期筛查显得尤为重要。2 型糖尿病在确诊之前可能已有一段时间的高血糖，在诊断时糖尿病视网膜病变的发生率高，因此在确诊 2 型糖尿病后应尽快进行首次眼底检查和其他方面的眼科检查。1 型糖尿病患者在诊断后的 3 ～ 5 年应进行综合性眼科检查。无糖尿病视网膜病变的患者至少每年进行复查，有视网膜病变的患者则应增加检查频率（表 13-7）。

表 13-7　糖尿病视网膜病变首检和随诊时间

糖尿病类型	建议的首次检查时间	建议的随诊时间
1 型	发病后 3 ～ 5 年	每年
2 型	确诊时	每年
妊娠前 （1 型或 2 型）	妊娠前或妊娠前 3 个月	无视网膜病变至轻中度非增殖性糖尿病视网膜病变：每隔 3 ～ 12 个月。重度非增殖性糖尿病视网膜病变或更严重：每隔 1 ～ 3 个月

■ 远离失明，定期复查

无糖尿病视网膜病变的患者推荐每年行 1 次检查；轻度非增殖期视网膜病变的患者每年 1 次，中度非增殖期视网膜病变的患者每 3 ～ 6 个月 1 次；重度非增殖期病变的视网膜病变每 3 个月 1 次。女性糖尿病患者如果准备妊娠，应做详细的眼科检查，同时应在妊娠前或第一次产检、妊娠后每 3 个月及产后 1 年内进行眼科检查。

■ 怎么治疗?

（1）戒烟，控制血糖、血脂及血压

虽然糖尿病视网膜病变看上去很可怕，但是良好地控制血糖、血压及血脂是预防及延缓糖尿病视网膜病变进展的重要因素。因此，健康饮食、合理运动、合理用药，将血糖、血压、血脂控制在适当范围是治疗的关键。

（2）药物治疗

抗氧化、改善微循环类药物，如羟苯磺酸钙。活血化瘀类中成药等可以延缓糖尿病视网膜病变的进展。

（3）激光治疗

激光治疗是增殖性糖尿病视网膜病变及某些重度非增殖性视网膜病变患者的主要治疗方式。

（4）手术治疗

玻璃体切割术可切除玻璃体积血、松解玻璃体，还可有效解除增生膜对视网膜的牵引，复位视网膜，恢复屈光介质透明性；完成视网膜激光治疗；促进黄斑解剖复位，促进水肿吸收。

术后注意事项：①休息，避免重体力劳动及过度低头、弯腰；②预防感冒，防止咳嗽、打喷嚏，保持大便通畅，防止伤口裂开；③防止碰撞，勿揉压眼睛，如局部伤口持续渗血，眼垫或绷带有松脱，及时告知医护人员；④根据医嘱按时滴眼药水，每次点药前要洗手，防止眼药水瓶口处接触眼部，每次1滴；⑤术后半年内尽量避免坐飞机或者到海拔高的地方旅行，防止眼内膨胀气体引起眼疼等不适。

珍爱生命，远离糖尿病足

随着经济的发展，人们生活水平的提高，糖尿病患者的队伍越来越庞大，糖尿病足的患病率也随之升高。糖尿病足是糖尿病的慢性并发症之一，是糖尿病患者致残、致死和能力丧失的主要原因。糖尿病足的治疗过程会给糖尿病患者带来巨大的身体、心理和经济负担。糖尿病足的治疗和护理宗旨是"预防大于治疗"，因此糖尿病患者要注意控制血糖，珍爱生命，远离糖尿病足。

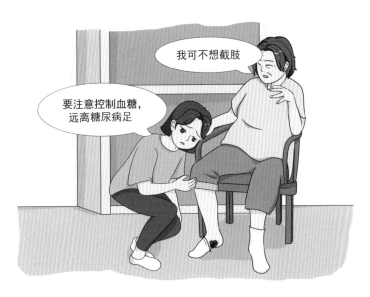

那么，糖尿病患者该如何远离糖尿病足？

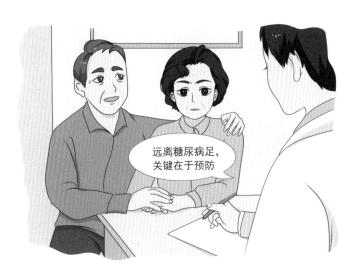

如何判断是否为糖尿病足高危人群

①糖尿病周围神经病变、周围血管病变；②足溃疡史；③足畸形；④患有膝、髋关节或脊柱关节炎；⑤老年人、独居生活，且拒绝治疗和护理人员等。

多关注宝贵的双足

①每日检查足部：有无麻木、刺痛；②有无红肿、青紫、水疱、溃疡、坏死等；③趾甲、趾间、足底有无胼胝、鸡眼、甲癣、甲沟炎；④定期到医院做专业的足部感觉测试。

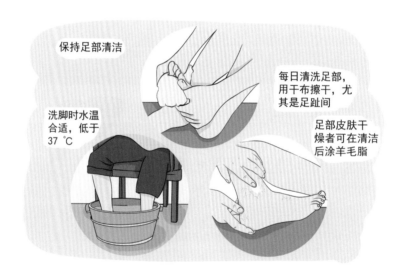

保持足部清洁

每日清洗足部，用干布擦干，尤其是足趾间

足部皮肤干燥者可在清洁后涂羊毛脂

洗脚时水温合适，低于37 ℃

保持足部清洁

每日清洗足部，用干布擦干，尤其是趾间；洗脚时水温合适，低于37 ℃；足部皮肤干燥者可在清洁后涂润肤露。

防外伤

防烫伤：不宜使用热水袋、电热毯，不烤明火。

防刺伤、踢伤：不赤脚走路，不穿拖鞋外出。

防刮伤、勒伤：不穿过紧或毛边的鞋袜，以棉袜为主；不穿高过膝盖的袜子。

防扎伤：穿鞋前先检查鞋内是否有异物或异常，鞋袜平软、宽松、清洁。

防刀伤：趾甲应水平修剪，避免剪太短；视力不佳者，请他人修剪。

求助专业医务人员：胼胝或鸡眼勿自行修剪或用化学制剂来处理，找皮肤科医生诊治。

腿部运动这么做

提脚跟：脚跟提起、放下，连续 20 次。

甩腿：一只脚踩于地上，手扶椅子，前后甩另一只脚，甩动 10 次后脚尖着地，踝关节顺时针、逆时针方向各旋转 20 次，再换另一只脚重复上述动作。

坐椅运动：双臂交叉于胸前，双腿分开与肩同宽，然后做上下、起立动作 10 次。

毕格尔运动法：平躺，双腿同时举高 45° ～ 60°，架在墙壁或棉被上，直到脚部皮肤发白、刺痛 1 ～ 3 分钟，然后坐起，移到床沿，双腿自然下垂，左右摆动，并施行脚板上下运动及趾屈伸运动直到发红刺痛为止，再恢复平躺并盖上棉被保温，卧床休息 1 ～ 3 分钟，每日可做 2 ～ 3 次。

按摩：从趾尖开始向上至膝关节按摩，早、中、晚各 1 次，每次 10 分钟。不过患者请注意，上述方法在足部皮肤出现溃疡或坏疽后不能用，避免伤口恶化。

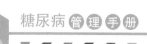

低血糖猛于虎，如何护理

糖尿病患者对于低血糖应该不会陌生，低血糖是糖尿病治疗过程中容易出现的并发症之一，严重的低血糖可以危及生命。患者在遇到低血糖时既要学会冷静处理又不可放松警惕，对于低血糖的护理重在预防。下图是诱发低血糖的元凶，要挡住！

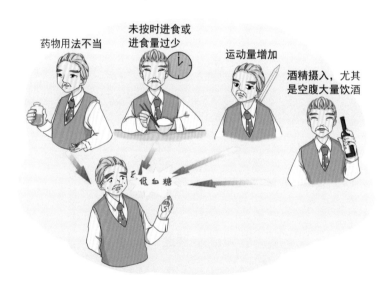

（1）胰岛素或降糖药物过量：规范注射胰岛素，注射胰岛素剂量及口服药物的用量要准确，及时找医生调整用量。

（2）用药与进餐时间不匹配：掌握药物正确服用时间，及时就餐。

（3）进餐太少或漏餐：定时定量进餐，进餐少时相应减少胰岛素及药物剂量，可能误餐时应提前做好药物调整准备。

（4）过量饮酒，尤其是空腹饮酒：酒精能直接导致低血糖，避免

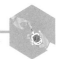

酗酒。

（5）剧烈活动或活动量超出平常，空腹运动：运动前监测血糖，血糖＜5.5 mmol/L 时不能进行锻炼；运动后血糖＜5.5 mmol/L 时应立即加餐。

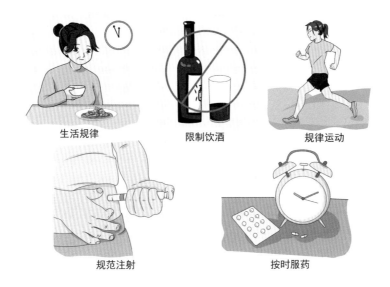

生活规律　　　　　　限制饮酒　　　　　　规律运动

规范注射　　　　　　　　按时服药

（6）加强自我血糖监测：家中要备好血糖仪，血糖监测可减少低血糖的发生率，如果睡前血糖＜5.6 mmol/L 时建议进食，如 1 杯牛奶可预防夜间低血糖。

（7）患者外出需要随身携带以下物品：①食物，如饼干、糖果等；②急救卡片，应注明姓名、电话、紧急联系人电话等，如下图所示。

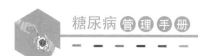
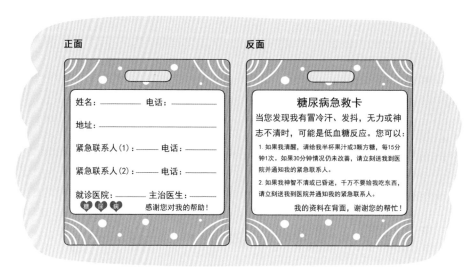

正面

姓名：——— 电话：———

地址：———

紧急联系人(1)：—— 电话：———

紧急联系人(2)：—— 电话：———

就诊医院：—— 主治医生：———

糖 尿 病　感谢您对我的帮助！

反面

糖尿病急救卡

当您发现我有冒冷汗、发抖，无力或神志不清时，可能是低血糖反应。您可以：

1. 如果我清醒，请给我半杯果汁或3颗方糖，每15分钟1次。如果30分钟情况仍未改善，请立刻送我到医院并通知我的紧急联系人。

2. 如果我神智不清或已昏迷，千万不要给我吃东西，请立刻送我到医院并通知我的紧急联系人。

我的资料在背面，谢谢您的帮忙！

糖尿病患者要生活规律，养成良好的生活习惯，按医嘱服药，定时定量进餐，有效预防低血糖的发生；若发生低血糖，应该及时进食含糖食物，卧床休息，多监测血糖，若多次进食后低血糖的情况仍不能纠正，家属需要及时带患者到医院就诊。

血糖监测小课堂

您家中备有快速血糖检测仪吗？这可是糖尿病患者的必需品。自我血糖监测可以了解血糖控制情况，指导医生调整降糖治疗方案，及时预防低血糖，降低风险。

血糖时间监测的意义（表 13-8）

表 13-8　血糖时间监测的意义

时间点		意义
空腹	禁食 8～12 小时，次日早餐前监测，不超过 8 点	反映胰岛基础分泌功能，反映前一天晚间的用药剂量是否合适
餐前	午餐、晚餐吃饭前	反映胰岛 β 细胞分泌功能的持续性，指导患者摄入食物的总量及餐前胰岛素或口服药用量
餐后 2 小时	从吃第一口饭开始计时，2 小时后监测	反映进餐刺激后胰岛素的分泌情况，可反映饮食控制和用药后的治疗效果
睡前	睡觉前	反映胰岛 β 细胞对进食晚餐后高血糖的控制能力及晚餐前降糖药的治疗效果，指导夜间用药，避免发生低血糖
0 点	夜里 0 点	有助于鉴别空腹血糖高的原因，利于发现夜间低血糖或高血糖
3 点	凌晨 3 点	
随机血糖	任何时候（尤其是出现饥饿、口渴、疲劳、开车、嗜睡、易怒、压力骤增、忙碌、运动前后、感觉任何不适时）	了解在特殊情况下，如进食量、饮酒、劳累、生病、手术、情绪波动、月经期等对血糖的影响，反映血糖波动性；及时发现低血糖

血糖监测抓要点

清洁：测血糖之前使用流动水清洗双手，擦干。

消毒：用消毒棉签蘸 75％酒精消毒指尖 2 遍，待干。

准备：将试纸条正确插入血糖仪，见血糖仪屏幕上显示滴血符号。

采血：取下采血针帽，采血针压下指腹任一部位，手自然下垂，采血处的第一滴血用棉签擦去。

测试：使血滴轻轻接触试纸，虹吸足够血样至测试区，测试倒计时

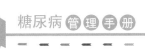
后听到"滴"声显示测试结果。

按压：棉签按压采血处止血。

整理：将采血针用密封容器收好，以免误伤。

记录：测试结果用专用本子记录好，为以后就医调整治疗方案提供指导。

▋ 注意事项

固定使用一种品牌血糖仪，使结果具有可比性。

血糖仪定期清洁，血糖试纸密封保存。

消毒不能用含碘制剂，以免影响结果。

采血时在指腹侧面穿刺可减轻疼痛，避免用力挤压。

第一滴血弃去不要。

采血部位经常轮换。

当血糖仪显示 Hi 或 HIGH 时，说明所测血糖已经高于 33.3 mmol/L，应立即就医；当血糖仪显示 Lo 或 LOW 时，说明所测血糖低于 1.1 mmol/L，结合患者症状，确认数据有效，及时就医。